実践・心不全緩和ケア

監修：柴田龍宏　柏木秀行
編集：日経メディカル

日経メディカル

監修者から

　急性期循環器診療の発展や社会の高齢化などを背景に、我々は"心不全パンデミック"と称される心不全患者の急激な増加に直面している。そのような中、心不全の緩和ケアへの注目が年々高まっている。2018年3月に発表された本邦の心不全ガイドラインにおいて、終末期心不全におけるAdvance Care Planningの実施および症状緩和はclass Iの推奨として明記され、また同年4月より緩和ケア診療加算の対象に末期心不全が追加され、ついに時代は動き始めた。

　緩和ケアはQOLの維持・改善を目的とした、全人的で"積極的"なケアである。しかし、心不全の緩和ケアは「誰が」「いつ」「どのように」提供すべきものであるか、その最適解は示されていない。本書の臨床講座をプロデュースしている「九州心不全緩和ケア深論プロジェクト」では、そのカギが循環器、緩和ケア、プライマリ・ケア従事者の積極的な協力体制の構築にあると考えている。既存の緩和ケアシステムは癌患者にフィットするようにデザインされているため、心不全患者へ適合させるためには新たな工夫が求められるであろう。循環器専門家は、適切な治療を提供しながらも、「Hope for the best, and prepare for the worst」の見地に立って適切に緩和ケアのリソースを使い、自らも基本的緩和ケアに精通する必要がある。また、癌と比較して循環器疾患はプライマリ・ケアで管理されていることが多く、プライマリ・ケア従事者も心不全緩和ケアの担い手として欠かせないであろう。

　エビデンスが整備されていない本領域において、「実践」を通して心不全緩和ケアの"今"を切り取り、その普及への足がかりをつくりたいという思いから生まれたのが、「実践・心不全緩和ケア」である。成書とは異なり系統立った内容ではないかもしれないが、実践者の息遣いが聞こえてくるような試行錯誤の日々がそこにある。本書が緩和ケアを心不全の"標準治療"として提供できる世の中を実現するための一助になれば幸いである。

柴田 龍宏
（久留米大学医学部 内科学講座心臓・血管内科部門）

監修者から

　知る人は知っているブームが緩和医療業界で巻き起こっている。それはもちろん、「心不全緩和ケアブーム」だ。

　我が国の緩和ケアは、悪性疾患を中心に発展・整備されてきた。「疾患にとらわれず、必要とするすべての人に緩和ケアを」というのは、緩和ケアに関わる医療者が持つ共通の理念である。これまでの「緩和ケア＝癌患者」という常識が、今、変わろうとしているのである。緩和ケア診療加算の対象疾患に末期心不全が加わり、第23回日本緩和医療学会学術大会（2018年、神戸市）では、「心不全緩和ケアのこれから」と銘打ったシンポジウムで1200人収容のメイン会場が満員御礼である。この光景を数年前に想像した人がどれだけいるだろうか？

　だからこそ、声を大にして言いたいことがある。「これをブームで終わらせてはならない」ということだ。これまで、心不全緩和ケア領域で尽力してこられた諸先輩方は、この問題を社会課題として捉え、真摯に前向きに一歩一歩取り組んでこられたのである。その土台の上に、我々は心不全緩和ケアを語っているのだ。その積み重ねに応え、あるべき将来に近づけることが我々の使命である。そして、心不全領域の緩和ケアに関する動向は、呼吸器疾患や腎臓病など、他の非癌領域の緩和ケアに対して重要な示唆を与えるはずだ。その責任感とともに、今この瞬間にやるべきことにしっかりと取り組む必要がある。

　そのようなタイミングで、「実践・心不全緩和ケア」が出版されるのは、本当に意義深い。ここまで述べてきた覚悟と対照的に、実践上のモヤモヤを盛り込んだ、心不全緩和ケア初心者にも読みやすい内容となっている。20年後に振り返ると、「2018年のあの時が心不全緩和ケアのターニングポイントだった」と思うであろう。その壮大さと使命感を心の片隅に置きながら、心不全緩和ケアの実践者に気楽に読んでもらいたい1冊である。この本を通じて、明日の心不全緩和ケア診療に何かしらの示唆が得られたのであれば、監修者としての本望である。

柏木 秀行

（飯塚病院 緩和ケア科）

編集部から

「心不全の出口の議論はまだ深まっていない」——。ある循環器専門医の言葉です。難治性心不全に至っては、治療効果が期待できない患者が存在します。しかし、「積極的治療はどこまで続けるべきなのか」「いつになったらQOLを重視した緩和ケアに転換できるのか」といった問いに対して、明確な答えは出ていません。このような「出口の議論」を深めていかなければ、医療現場は確かな羅針盤を持たぬまま、終末期の患者と向かい合わざるを得ません。

今後、心不全患者が急増する「心不全パンデミック」がやってきます。現在、100万人規模とされる我が国の慢性心不全患者は、団塊の世代が75歳以上に達する2025年には125万人を超えます。これに、急性増悪による再入院を繰り返すという心不全の宿命が重なるため、医療体制への負荷が一気に増大することが懸念されています。出口の議論が定まらないままに患者が急増すれば、医療現場は大混乱に陥るのは必至でしょう。

こうした事態に、解決策を探るための行動を起こした医療者たちがいます。2016年に誕生した「九州心不全緩和ケア深論プロジェクト」（共同代表：久留米大学医学部心臓・血管内科部門の柴田龍宏氏、飯塚病院緩和ケア科の柏木秀行氏）のメンバーらも、真っ向から「出口の議論」に挑み、心不全の緩和ケアの実践に取り組んできました。

その深論メンバーたちが、個別事例に基づいた様々な議論を重ねながら、「心不全緩和ケア」という新しいムーブメントを語り尽くしたのが本書です。加えて、日経メディカル編集部がまとめた「心不全パンデミック」の実像をはじめ、心不全をめぐる専門学会や国の動きとともに、「心不全の今」をスペシャルリポートとして集約。心不全の大きな動きの中で、緩和ケアの重要性を把握できるようにしました。

最後になりますが、本書は、柴田龍宏先生と柏木秀行先生の両氏に監修者を務めていただきました。また、多くの先生方に原稿をご執筆いただきました。この場を借りて、心より感謝の意を表します。

2018年8月

三和 護（日経メディカル 編集委員）

Contents
目次

監修者から **柴田 龍宏**（久留米大学医学部 心臓・血管内科）………………… 3

監修者から **柏木 秀行**（飯塚病院 緩和ケア科／地域包括ケア推進本部）………… 4

編集部から **三和 護**（日経メディカル 編集委員）…………………………… 5

目次 …………………………………………………………………………… 6

臨床講座

第1回 **適切な治療を行いながらの心不全緩和ケア** ……………… 10
高齢者の大動脈弁狭窄症症例を通して考える

柴田 龍宏（久留米大学医学部 心臓・血管内科）

第2回 **心不全の緩和ケア、何が難しいのか？** ……………………… 15
認知症高齢者の心不全症例で感じたこと

柏木 秀行（飯塚病院 緩和ケア科／地域包括ケア推進本部）

解説 **非癌の緩和ケアも学べる機会に** ………………………………… 21
飯塚病院の緩和ケアフェローシップコース

岡村 知直（飯塚病院 緩和ケア科）

第3回 **心不全緩和ケアを若手心不全医はこう考える** …………… 24
症例検討とアンケート調査から見えてくるもの

柴田 龍宏（久留米大学医学部 心臓・血管内科）

第4回 **心不全緩和ケアから見た補助人工心臓治療** ……………… 31
適応検討時からの関わりが求められる緩和ケア

柴田 龍宏（久留米大学医学部 心臓・血管内科）

第5回 **心不全のアドバンス・ケア・プランニングとは** ………… 37
高齢者の救急医療に携わる内科医の視点

岡村 知直（飯塚病院 緩和ケア科）

第6回 **心不全緩和ケアを在宅に持ち込む３ステップ** …………… 45
市中病院の循環器内科医ができること

大森 崇史（飯塚病院 循環器科／ハートサポートチーム代表）

第7回 **心不全緩和ケアチームが学ぶべきこと** …………………… 51
「ACP」と「連携」という２つのキーワード

琴岡 憲彦（佐賀大学医学部 循環器内科・先進心不全医療学講座）

第8回	**心臓だけでなく、心のケアも忘れずに**	56
	「心不全患者の10〜40％がうつ」という現実	
	堀川 直希（久留米厚生病院／久留米大学医学部 神経精神医学講座）	

第9回	**がん緩和ケアチームが無理なく関わるポイント**	65
	いつものように、心不全チームと協働	
	佐野 智美（久留米大学医学部 麻酔学講座）	

第10回	**癌とHIVだけじゃない！心不全も緩和ケアの時代**	72
	診療報酬で末期心不全が緩和ケアの適応に	
	大森 崇史（飯塚病院 緩和ケア科／ハートサポートチーム代表）	

第11回	**在宅医が心不全緩和ケアに関わる時**	81
	退院カンファレンスで「事前打ち合わせ」を	
	池田 真介（きずなクリニック）	

第12回	**心不全に伴う症状緩和に漢方を生かすには**	87
	標準治療でも取り切れない時の選択肢に	
	土倉 潤一郎（土倉内科循環器クリニック）	

第13回	**外来看護師の視点から考える心不全緩和ケア**	93
	「患者・家族の想いを聴く」が外来面談の神髄	
	中島 菜穂子（久留米大学病院看護部／心不全支援チーム）	

第14回	**ステージCから始める「基本的」心不全緩和ケア**	98
	心不全の基本的緩和ケアのトレーニングを	
	柴田 龍宏（久留米大学医学部 心臓・血管内科）	

第15回	**心不全の予後予測・告知、どうしたらよいのか**	101
	「先生、私はあとどれくらいなのでしょうか」をきっかけに	
	大森 崇史（飯塚病院 緩和ケア科／ハートサポートチーム代表）	

スペシャルリポート

Report◎ **兵庫県立姫路循環器病センターの試み** ……… 106
7年目の心不全緩和チームが見た5つの課題
介入時期、意思決定支援、薬物療法はどうする？

Report◎ **Circulation Journal誌から** ……… 115
心不全の「緩和ケアカンファレンス経験あり」は約半数
心不全緩和ケア、専門施設の98％が「必要」

Report◎ 第20回日本心不全学会学術集会 ·· 118
高齢者心不全診療の実践のために活用を
高齢心不全患者の治療に関する指針を発表

Report◎ 全面改訂された心不全診療ガイドライン ··· 120
心血管既往の糖尿病でSGLT2阻害薬がクラスIに
予防から緩和ケアまで最新の心不全標準治療示す

Report◎ 「心不全パンデミック」の脅威《1》 ·· 129
急性増悪による再入院増も懸念
心不全患者、2025年には120万人超へ

Report◎ 「心不全パンデミック」の脅威《2》 ·· 133
急性増悪防ぐ介入ポイント
「隠れた心不全」も拾い上げ、先手を打つ

Report◎ 「心不全パンデミック」の脅威《3》 ·· 137
ステージ別の先制医療
心不全ハイリスク者への積極介入がカギ

Report◎ 「心不全パンデミック」の脅威《4》 ·· 142
心不全専門の「診 - 診」連携を
循環器専門診療所が振り分け機能

Report◎ 「心不全パンデミック」の脅威《5》 ·· 144
心不全看護認定看護師の養成も急務
多職種による介入は必須条件

Report◎ 「心不全パンデミック」の脅威《6》 ·· 151
多職種介入で再入院率を半分に
2次医療圏ごとに心不全センターを配置

重要資料 ··· 153
循環器疾患の患者に対する
緩和ケア提供体制のあり方について

索引 ··· 173
奥付 ··· 176

臨床講座
Clinical Lecture

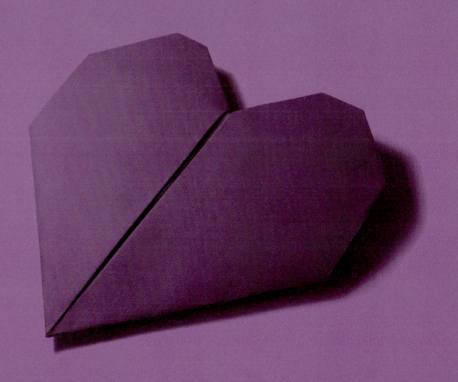

第1回

適切な治療を行いながらの心不全緩和ケア

高齢者の大動脈弁狭窄症症例を通して考える

柴田 龍宏（久留米大学医学部 心臓・血管内科）

超高齢社会と心不全パンデミックの到来にあたって、「心不全緩和ケア」が徐々に大きなトピックとなってきました。本シリーズでは、高齢者から心臓移植待機患者に至るまで、実際の症例を通して心不全緩和ケアの実情や様々な問題点を明らかにし、議論していきたいと思います。初回は、高齢者診療で日常的に遭遇する硬化性の大動脈弁狭窄症（AS）の症例を検討してみます。

症例

80歳代半ばの男性。1年前に労作時の心窩部痛と息切れを自覚するようになり、近医で重症ASと診断された。当初は保存的加療をされていたが、徐々に症状の発現が頻回となった。

家族の意見

高齢で認知症もあってリスクが高いのは理解しているけれど、この"苦痛"をなんとかしてあげたい。

……家族は開胸による大動脈弁置換術を希望しなかったが、経カテーテル大動脈弁留置術（TAVI）の存在を知り、専門施設への紹介を希望した。専門施設の精査では重症ASに加えて、冠動脈左前下行枝（LAD）の高度狭窄も指摘された。カンファレンスでは表1に挙げたポイントについて話し合われた。

家族に対して、表1の内容と無治療の重症ASにおける厳しい予後が説明され

表1　カンファレンスで話し合われたポイント

● 高度な動脈硬化、慢性腎臓病、認知症などがあり、あらゆる治療のリスクが高い。抗血小板薬などの使用による出血性合併症にも留意が必要

● 重症ASへの介入に際して、開胸術はリスクが高く、TAVIの適応である

● まずはLADに対する経皮的冠動脈形成術（PCI）を行い、症状の改善具合を見てTAVIの施行を検討する

● ADLが低く、認知症や入院中の強いせん妄もあり、治療適応にならないのでは？　という意見もあり

た結果、PCIとTAVIまでを希望された。

　幸いLADへの経皮的冠動脈形成術（PCI）だけで胸部症状は著明に改善したため、症状増悪傾向があればTAVI検討の方針とし、いったん退院となった。入院中はせん妄が強かったが、それに対して家族は熱心に付き添っていた。

> 担当医の気持ち

TAVIのリスクが高い上に認知症も強く、正直PCIで症状が取れてホッとした。でも家族は熱心で治療希望も強く、症状が出た時は何とかしてあげたいが……。

　その後の外来では、症状は安定して経過した。本人の認知症がやや進行しているように見え、しばらく様子を見ることになった。

突然の心不全増悪を来し緊急入院

　半年後のある日、突然の心不全増悪を来し緊急入院となった。貧血も認めており、懸念されていたステント留置後の抗血小板薬使用による消化管出血が疑われた。

　著明な肺うっ血と低心拍出量症候群を認め、心不全治療への反応は乏しく次第に無尿になった。この時点で心不全緩和ケアチームにコンサルトがあり、家族に対して機械的循環補助などの侵襲的治療とともに、初めて緩和ケアの選択肢

が示されることとなった。

家族の意見

状態が悪くなった時にどのような治療を受けたいかを、本人と話し合ったことはありませんでした。私たちの希望は、とにかく本人の負担が少ない方法で"苦痛"を取ってほしいということです。緩和ケアを希望します。

　その後モルヒネによる呼吸症状緩和と適宜浅い鎮静を行い、個室で家族に見守られながら、緩和ケアチーム介入開始の4日後に穏やかに息を引き取った。……

＊　　　＊　　　＊

　高齢者には他疾患の合併や認知機能の低下など、治療判断を難しくさせる因子がたくさんあります。

　この症例は終末期の症状緩和をもたらすことはできましたが、(1) もっと早くに緩和ケア介入を選択肢として示すべきだったのではないか、(2) 認知症とはいえ患者本人の"意思"をもっと掘り下げるべきだったのではないか、などの問題が挙げられました。

どの時点で緩和ケア介入をしたらよいのか？

　誤解を招きやすいのですが、緩和ケアは終末期医療だけを担っているわけではありません。欧州心臓病学会（ESC）心不全ガイドライン2016[1]は、心不全緩和ケアの内容について**表2**のように示しています。

　心不全は突然死の危険を伴いながら（時に長期にわたって）増悪寛解を繰り返し、最後は比較的急速に終末期を迎える[2]ため、癌と比較して予後予測が難しいと言われています。ですから、QOLの維持や意思決定支援を主眼とした緩和ケアの存在は、心不全と診断された早期から紹介されるべきです。

　もちろん終末期の症状緩和も重要ですが、病気の経過の中で適切な治療を並行して行いながら、一番本人の価値観に合った（合うであろう）選択肢をサポートしていく。終末期に至るまでのプロセスを大事にすることで、最期の時まで患者の主体性を尊重することができるのです。

　心不全緩和ケアチームの具体的な活動に関しては、別の回でご紹介します。

表2　心不全緩和ケアの重要な要素（出典：参考文献[1]より一部改変引用）

❶ 患者が生命を全うするまでの間、患者とその家族の
QOLを改善もしくは維持することに努める

❷ 必要に応じて患者とその家族へ精神的サポートやスピリ
チュアルケアを手配する

❸ 蘇生処置の希望や最期の時間を過ごしたい場所などに
関してアドバンス・ケア・プランニング（ACP）を行う

❹ 心不全や併存疾患による呼吸苦や痛みといった症状を
頻回にアセスメントし、その症状緩和に努める

認知症患者の意思決定はどうすればよいか？

　認知症などで本人の意思決定が難しい場面は少なくないですが、患者自身の
主体性の尊重をギリギリまで追求すべきだと考えます。厚生労働省の「人生の最
終段階における医療・ケアの決定プロセスに関するガイドライン（2018年3月）」[3]
にもあるように、患者の"推定意思"は家族の意見より重視されます。そのために
は普段から本人、家族、医療従事者の間で「生の価値観」を共有しておくことや、
それができていない場合は多職種アプローチで推定意思を探る努力が重要で
す。

　数年前から一部の専門病院で心不全緩和ケアの取り組みが始まり注目を集め
ていますが、いまだ広く普及するには至っていない現状があります。超高齢社会の
中で心不全はコモンディジーズ（common disease）です。心不全緩和ケアを普及
させるためには、循環器の枠を超えて、問題を共有する人の裾野を広げることが
重要と考えます。

　そこで飯塚病院緩和ケア科の柏木秀行先生や九州大学の岸拓弥先生らととも
に、2016年3月に「九州心不全緩和ケア深論プロジェクト（以下、深論プロジェク
ト）」という研究会を立ち上げました（http://shinpro.main.jp/）。深論プロジェクト
では、心不全の緩和ケアを地域医療における「共通の課題」と捉えています。そ
のため、循環器の専門家だけでなく、プライマリ・ケアや緩和ケア（以下、3領域）
に携わる様々な職種が、垣根を越えて地域包括的心不全緩和ケア実現に向けて

13

写真1 参加者が100人を超えた第1回の深論プロジェクト

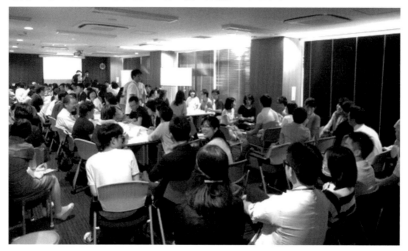

話し合う場の創出を目標に掲げています。年2回研究会を開催しており、多職種グループワークによる全員参加型の症例検討や各専門家による特別講演を通して、3領域の活発な職種間・施設間交流と様々な視点の共有がなされ、各地域における心不全緩和ケア提供システムの芽生えも見られ始めています。また、専門学会でのセッション開催やウェブ媒体等での情報発信など、心不全緩和ケアの普及に向けた啓蒙活動も積極的に行っています。

本シリーズでは、九州心不全緩和ケア深論プロジェクトとコラボレーションしながら、心不全緩和ケアに関する様々なテーマを扱っていきます。ここから心不全緩和ケアの輪がさらに広がることを期待しています。

参考文献

1) Ponikowski, Piotr, et al. "2016 ESC Guidelines for the diagnosis and treatment of acute and chronic heart failure. European heart journal. (2015): ehw128.
2) Allen, Larry A., et al. "Decision making in advanced heart failure a scientific statement from the American Heart Association. Circulation. 125.15 (2012): 1928-52.
3) 厚生労働省 人生の最終段階における医療・ケアの決定プロセスに関するガイドライン（2018年3月）

第2回

心不全の緩和ケアの
何が難しいのか？

認知症高齢者の心不全症例で感じたこと

柏木 秀行（飯塚病院 緩和ケア科/地域包括ケア推進本部）

　臨床講座のスタートとなる第1回は、これからの超高齢社会と心不全パンデミック（スペシャルリポート参照）において、心不全緩和ケアの重要性を共有し今後の展開についてお話ししました。第2回では緩和ケアを専門的に提供する立場から見た心不全緩和ケアについて、緩和医療専門医である筆者の経験をもとに議論したいと思います。読者の皆様にとっては、「極論では？」と感じる部分もあるかもしれませんが、「議論を避けない！」ことが重要な段階という認識のもと、率直に緩和ケア医として感じることをまとめてみました。

症例

症例：80歳代後半の女性。

　認知症があり、2年前から要介護状態である。6年前に急性心筋梗塞に対して経皮的冠動脈形成術（PCI）が行われ、以降は循環器内科の外来でのフォローとなった。当時の主治医は既に異動になり、現在の外来主治医はこの4月から派遣されてきた循環器内科の医師で、患者とは約半年の付き合いである。

　2年前より浮腫と体重増加、呼吸困難を繰り返すようになり、1年前にも心不全の悪化で入院している。認知症も進行し、家族の介護があるにもかかわらず、安定して薬を内服できなくなっていたことが悪化の原因と考えられた。前回は無事に退院できたものの、

同様の症状で、再度入院となった。主な症状は呼吸困難であるが、本人は自分の意思を言葉で伝えることは難しい状態である。

　心不全による入院を短期で繰り返していることから、心不全緩和ケアチームにコンサルトがあり、緩和ケア医もこの患者の今後の治療について検討することとなった。

上記の症例は、臨床現場でよく遭遇する認知症高齢者の心不全症例です。

緩和ケア医の心の声

　家族は認知症高齢者のケアを年単位で行ってきており、実際に疾患コントロールを主体とした対応は難しくなってきているんじゃないかな？　確か米国心臓病学会財団（ACCF）/ 米国心臓協会（AHA）のガイドラインでは、この患者の心不全はステージ D で、治療の目標について家族と話し合いが必要だろう[1]。場合によっては、症状緩和を主体とした治療に移行することもあり得る。ただ、循環器の先生とは、いつもこの辺りで意見が分かれるんだよなあ。「 まだイケる！」みたいなノリで、治療方針を決められると、こっちも循環器疾患は苦手だから議論にならないんだよね。……

循環器主治医の心の声

　やっとこの職場にも慣れたけど、前任者から引き継いだ患者も高齢者が多いなあ。DNR（Do not resuscitate、蘇生処置拒否）の話とか、やっといてくれてれば楽だったんだけど。入院するたびに少しずつ話していこう。まあ、確かに心不全による入院を繰り返すようになった点からは、循環器疾患としての終末期に近づいているのかもしれないし。でもこの家族とは短い付き合いで、前任者への信頼も厚そうだから、いきなり自分から「 終末期のことも考えておいてください」なんて言ったら、どうなるんだろう？

　少なくとも現時点では、この患者さんは認知症や介護の問題で十分な薬物療法ができないことが悪化の原因になっているのだから、治療の可能性のない末期状態と見なすよりも、薬物療法を調整して自宅退院を目指すところが現実的だろう。

　そもそも、これまでも急性期病院で心カテ（心臓血管カテーテル検査）とか

ばっかりやってきて、実際に緩和ケアとかやったことがないし。そのために何を
いつ誰に相談したらいいかも分からないし。……

　カンファレンスは、看護師や社会福祉士をはじめとした多職種が参加したもの
だったが、主治医の「とりあえず、心不全増悪の薬物療法の反応を見て、今後の
療養の場や終末期の話し合いを行うか検討する」という意見をもとに治療を行っ
ていくことになった。
　緩和ケア医としては、現時点で「現状をどのように感じているか?」「家族の考え
る本人にとっての最善は何か?」くらいは確認したほうがよいのではないかとも思
いながら、担当の循環器内科医も2年おきに代わっており、継続的に家族の意向
を把握しているスタッフもいなかった。急性期病院の環境と主治医の置かれた状
況も考えると、正論を振りかざすだけになってしまいそうで、意見を強く言うこと
はできなかった。
　その後、心不全の治療は順調に進み、もともと内服していたβ遮断薬とACE阻
害薬を増量した。家族に対して「心不全を繰り返さないためには服薬をしっかり
することが重要」と、主治医だけでなく看護師と薬剤師からも指導を行い自宅退
院となった。本人のADLは多少の低下が見られたものの、家族と再び回復したこ
とに喜びながら退院していった。退院時点では突然死を含めた、終末期での具体
的な医療的対応について、話し合いは持てないままだった。
　緩和ケア医にとって、根治が困難な心不全という病態に対して、必ず訪れる終
末期状態に向けた話し合いを家族と持てなかったことは気がかりであった。た
だ、現在の主治医としてもこの患者の入院を担当するのは初めてで、急性期病院
の入院期間も考えると致し方ないとも感じた。一方で、心不全患者にも緩和ケア
を提供するためには、循環器科の医師ともっと本音で建設的に議論できる必要
があると振り返った。

一般的な緩和ケア医の役割とは?

　いかがでしょう?　皆様の施設(特に急性期病院では)でも、このような光景
はよくあるのではないでしょうか?
　「緩和ケア医=癌末期の患者を見る医者」というイメージですよね。実際に多く
の緩和ケアに関わる専門スタッフは、緩和ケア病棟やがん拠点病院での緩和ケ
アチームでの診療が中心です。自分で主治医として癌患者に緩和ケアを提供する

のではなく、緩和ケアチームのコンサルタントとして緩和ケアを実践している緩和ケア医も多数います（がん拠点病院では緩和ケアチームの設置が施設基準となっています）。

コンサルタントとしての緩和ケア医の役割は、主治医や他の医療スタッフ（主治医チーム）が緩和ケアを実践することへの支援です。具体的には、薬物療法のアドバイス程度のこともあれば、患者・家族へのケアに直接参加することもあります。加えて、緩和ケアを実践する上で困難さを感じているスタッフへのケアも、重要な役割です。もちろん、私たち緩和ケアの専門スタッフが介入すれば解決できるというものではなく、緩和ケアに関連する困難な状況を、主治医チームと一緒に悩みながら関わるといった感じが妥当なイメージと思います。

心不全緩和ケアは癌緩和ケアよりも難しい？

2016年6月、厚生労働省は慢性心不全患者の緩和ケアに、今後は積極的に取り組むための対策を打ち立てていくことを発表しました。一方、日本緩和医療学会が実施した、緩和医療専門医を中心とした緩和ケアの専門家に対して、非癌患者の緩和ケアに関するアンケートが実施されました。

アンケートで示されたのは、緩和医療に専門的に関わるスタッフによる非癌疾患の緩和ケアは、まだこれからだという事実でした。約80％が「過去1年間での非癌の終末期患者の診療・ケアの経験は10症例未満」と回答し、「非癌疾患の緩和ケアは、癌と比較して難しい」と感じていると回答した人は約50％にも上りました[2]。

癌患者に関して緩和ケア医は、癌治療医の先生ほどではないにしても、疾患経過を多く見てきた経験をもとに「この状況なら、抗癌剤治療は本人の意向に沿った治療だろう」といった意見も言えます。一方、心不全を代表とする非癌疾患については、治療経験が乏しいことや治療の進歩に知識が追いついていないことから、各科の先生方と議論の土台を共有できないこともしばしばです。

日本では2010年に、日本循環器学会をはじめとする合同研究班から「循環器疾患における終末期医療に関する提言」[3]が出されました。循環器疾患の末期状態とは最大の薬物療法でも治療が困難な状態をいい、終末期とは、繰り返す病状の悪化（慢性心不全など）、あるいは急激な発症（急性心筋梗塞など）により死が間近に迫り、治療の可能性のない末期状態とされています。

この「最大の薬物療法」の認識を、医療者間でもすり合わせることが難しく、

「もう難しい VS まだいける」の対立構造が生じます。

　こういった医療者間での認識のズレは、癌診療でもしばしば見られるのですが、非癌のほうが悪性疾患よりも治療の効果予測が難しく感じます。

　冒頭の症例では、幸い良い経過でした。しかし、実際の臨床では想定したよりも治療効果が不十分だったり、肺炎など別の疾患を合併したりすることも経験します。その際、「もっと早く緩和ケアを主体とした治療に移行したほうがよかったのではないか?」という、臨床医としては如何ともしがたい結果論が頭をよぎります。

　各症例にどのように緩和ケアを提供するかは、個別性が高く一言で説明するのは難しいのですが、今回提示した症例では、再入院となったまさにその段階で、緩和ケアに向けた具体的な話し合いをすべきであると思います。それを実現するため、緩和ケア医の立場から、心不全に関わる先生方に知っておいていただきたいことは以下の3点です。

（1）1人で抱え込まないでください

　緩和ケアは看護師や心理士、リハビリテーションのスタッフをはじめとした多職種で提供されます。医師一人で行うのは大変ですし、質の高い緩和ケアにもなりません。ですから、忙しい診療をしながら、自分一人で緩和ケアを提供するのではなく、他職種の力を借りながらできることから始めていくのがよいと思います。各施設の状況にもよるとは思いますが、「ステージDの心不全患者がいるけど、どんな支援が必要でしょう?」といった声掛けでもいいと思います。そこから先の具体的なことは、緩和ケアのスタッフと一緒にやりましょう。

（2）自分の地域での緩和ケア提供体制を知り、ネットワーク構築をしませんか

　これまで緩和ケア提供体制の整備は、がん対策基本法をもとに行われてきました。そのため、がん拠点病院には必ず緩和ケアが整備されています。緩和ケアの専門医、緩和ケア認定看護師、緩和薬物療法認定薬剤師など、各種専門職も多くはがん拠点病院に所属しています。このような普段緩和ケアを主な診療の場としているスタッフとネットワークを構築することは、心不全の緩和ケアを実施できる地域をつくっていく上で重要と思います。

　私どものような専門的緩和ケア医は、そのような連携体制構築の役割も担っていますので、「こんな患者さんも相談していきたい」といったことも相談いただければと思います。

（3）心不全の緩和ケアを実践するために、循環器内科医の力が必要です

　冒頭の繰り返しになりますが、これから心不全患者は増えていきます。それは

循環器内科の先生方を中心に、心不全診療が進歩してきた賜物と思います。とは
いえ、心不全が根治困難な病気であり、症状緩和や生活の支援、さらに看取りも
含めた終末期の話し合いも避けられません。それらは疾患をよく知った循環器内
科医と、癌の緩和ケアを通じて得られた緩和ケア医の経験とのコラボレーション
で提供されるのだと思います。

　まるで対極かのように語られてきた、循環器と緩和ケアです。当然のことなが
ら、意見の相違や、文化の違い、いろいろあると思います。だからこそ、双方の医
療者間で「議論を避けない！」ことが何より大事だと思いますし、その先にあるべ
き姿の心不全緩和ケアが見いだせるのではないでしょうか。

非癌疾患の緩和ケア教育をつくりたい！

　心不全緩和ケアに、悪性疾患とは違った難しさがあるのは、間違いないと思い
ます。一方、高齢化が進む我が国では、今後の医療ニーズは「治らない病気を癒
やし、症状を和らげ、看取る」ことに変化します。そのため、非癌疾患へも緩和ケ
アを提供できる人材の育成が急務です。

　私の勤務する飯塚病院では、循環器内科と総合診療科の若手医師を中心とし
て、緩和ケアフェローシップコースを立ち上げました。これは既存の癌緩和ケアを
緩和ケア病棟、緩和ケアチーム、在宅緩和ケアで学びながら、心不全を代表とす
る非癌の緩和ケアについても研修できるコースです（21ページ）。

　心不全の緩和ケアについて、少しでも興味を持っていただけましたでしょう
か？　私たちは心不全の緩和ケアを真剣に議論し、ネットワークをつくってい
く場が必要と考え「九州心不全緩和ケア深論プロジェクト」を立ち上げました。
2016年7月11日に第1回が開催されました。医師だけでなく看護師も含め、総
勢100人以上が参加し議論も盛り上がりました。まずは「議論を避けない！」こ
とが重要と思います。

参考文献

1) Yancy CW, Jessup M, et al. "2013 ACCF/AHA guideline for the management
   of heart failure: a report of the American College of Cardiology Foundation/
   American Heart Association Task Force on practice guidelines.

2) 大坂ら. 第21回日本緩和医療学会学術大会特別講演　日本緩和医療学会が望み、考える非が
   ん疾患の緩和ケア

3) 循環器病の診断と治療に関するガイドライン（2008-2009年度合同研究班報告）「循環器疾患
   における終末期医療に関する提言」

＜解説＞ 飯塚病院の緩和ケアフェローシップコース

非癌の緩和ケアも
学べる機会に

岡村 知直（飯塚病院 緩和ケア科）

　高齢人口の増加とともに、現代医療は多死社会の時代を迎えている。2025年には年間に死亡する人口が160万人に達すると予測される。

　日本の医療従事者は主に、急性期の積極的な治療行為の修練に励んできた。しかし、慢性疾患を抱え生命予後が数年以内の高齢者には、急性期医療の技術は必ずしも役に立たない。対患者・家族とのコミュニケーションスキル、問題解決能力、終末期の症状緩和のスキル、地域の医療資源を適正に利用できる能力など、幅広い技術が必要となる。

　また緩和ケアは従来、癌のみが対象とされてきたが、近年は「非癌に対する緩和ケア」という概念が注目を浴びるようになっている。慢性疾患の終末期医療においても、緩和ケアが最も必要な医療技術であると言っても過言ではない。しかし日本で、集中して非癌の緩和ケアを学べる場がないのが現状である。

　私は、もともと救急系の内科志望で総合診療に携わってきたが、地域がら高齢者が多く、しばしば慢性疾患の末期患者の診療に携わることになった。そうした状況では、急性期医療の技術だけでは満足な医療を行うことができない。非癌の終末期医療の必要性を実感した私は、飯塚病院の緩和ケア科の柏木秀行先生に懇願し、急性期内科診療と並行して緩和ケア診療も担当するようになった。

　緩和ケアに巡り合うことで私は、癌の患者と同様に、非癌の末期患者さんが過ごしたいように過ごすためにはどうしたらいいかを考えるようになった。そして、癌・非癌にかかわらず、治らない疾患と向き合う患者を手助けするために、医療に何ができるのかを日々考えられるような医師を増やしたいと願うようになった。

　そのために立ち上げたのが「総合診療科／緩和ケアフェローシッププログラム」である。2016年から医師募集を開始し、第一歩を踏み出したところだ。

非癌の終末期における緩和ケア技術も有する医師

当プログラムでは、次のような医師像育成を目指している。

「急性期から慢性期医療までの幅広い内科知識に加え、癌および非癌の終末期、緩和ケア技術の両方を有し、病棟診療から在宅医療への移行、在宅看取りまで、地域のために病院の枠を超え活動できる医師」

慢性疾患が進行した状況の患者において重要なことは、侵襲的な医療行為の適応があるかどうかを検討した上で、患者・家族とコミュニケーションをとり、意思決定を支援することにある。そのためには予後を推定するための急性期から慢性期にわたる幅広い内科知識が必要である。

飯塚病院は日本でも有数の人員を誇る総合診療科を有しており、内科教育に非常に力を入れている。また、緩和ケア科はもともと総合診療科所属であった内科医の柏木医師が現部長を務めている。上記のような医師を育成するため、総合診療科と緩和ケア科の協力の下に2015年より本プログラムが発足した。

総合診療科と緩和ケア科をローテート

当プログラムの研修期間は2年間を基本とし、1年のうち6カ月間は総合診療科を、残り6カ月間は緩和ケア科をそれぞれローテートする。当規程の研修を修了した者に限り、緩和ケア科プログラム責任者より、緩和医療専門医の臨床研修修了証明書を発行する。研修者は通年、総合診療科外来は継続する。

総合診療科での研修期間は、以下に取り組む。

・緩和ケアチームの身体症状担当医師として、常時2〜5人の患者を担当する。加えて、6カ月間で30人を経験症例数の目標とする。

・非癌の緩和ケアを担当した症例リストを作成し、1例の症例報告書を作成する。

総合診療科では、具体的には次のような症例を担当する。

・誤嚥性肺炎を繰り返す認知症高齢患者の家族に、主治医としてアドバンス・ケア・プランニング（ACP）に取り組み、在宅緩和ケアに移行した症例。

・総合診療科内の非癌の末期患者のコンサルテーション担当医として、末期心不全患者の症状緩和について相談を受けた症例。最終的に病院での看取り、

表1　緩和ケア科ローテート期間の研修内容

● 緩和ケア病棟および一般病床での緩和ケア科入院患者の主治医
● 緩和ケアチームのコンサルテーション業務
● 緩和ケア外来研修
● 研修提携施設での在宅緩和ケアの実践
● 研修医教育
● 緩和ケア部門の運営
● 研究論文作成、学会発表

患者家族のケアも指導。

　一方、緩和ケア科ローテート期間は、**表1**に示した研修に取り組む。

　以上のように、総合診療科、緩和ケア科いずれにおいても、常に内科知識および緩和ケア技術が求められる環境をつくり、修練の場としている。

　当プログラムのユニークな点は、緩和ケアの対象を癌に限定しておらず、急性期診療でも終末期医療でもすべての患者に緩和ケアを提供することを目標としている点である。今後の高齢社会に貢献できる人材を育成できるものと確信している。

　初年度の2016年度には2人がプログラムに参加している。2人ともこれまでは急性期医療に特化した研修を受けてきた医師であるが、熱意を持って、最後まで1人の患者と向き合える能力を獲得しようと学習している。

　また、以降の募集に関しても院内外から複数の問い合わせがあり、内科全般の知識に加え、サブスペシャリティとしての緩和ケアスキルを習得したいというニーズが確実にあるという手応えを感じている。

第3回

心不全緩和ケアを
若手心不全医はこう考える

症例検討とアンケート調査から見えてくるもの

柴田 龍宏（久留米大学医学部 心臓・血管内科）

　　臨床講座の第1回は心不全緩和ケアの概要と今後の展開について、第2回は
緩和ケア専門医側から見た心不全緩和ケアについてお話ししました。第3回は、
U40心不全ネットワークとのコラボレーション企画として、実際に心不全診療の
最前線で働く現場の若手医師が心不全緩和ケアについてどう考えているのかを、
症例検討とアンケート調査の結果を通して見ていきたいと思います。

　　前述の「U40心不全ネットワーク」とは、国内の心不全に興味がある40歳以
下の若手医師が、所属施設を超えて議論を交わすグループです。現在の参加医師
は全国で300人を超え、2014年からは毎年心不全フェローコースという1泊2日
の熱い勉強合宿が開催されています。2016年9月に福岡市で「第3回U40心不
全フェローコース」が開催され、心不全緩和ケアに関するセッションを我々「九州
心不全緩和ケア深論プロジェクト」が担当しました。

症例検討編：
心不全緩和ケアを若手心不全医はこう考えている！

　　セッションではレクチャーのほかに、小グループに分かれての症例検討と心不
全緩和ケアに関する意識調査を行いました。まず、若手心不全医（一部ベテラン
を含む）が、実臨床で心不全緩和ケアについてどう考えているのかを、症例検討
を通して見ていきましょう。なお、お題としては、臨床講座の第1回で提示した症
例をそのまま使用しました。少し症例を振り返ってみます。

　　今回のディスカッションポイントは、（1）緩和ケアの選択肢はどの段階で示すべ
きだったか、（2）認知症患者の意思決定についてどのような取り組みをしているか

> **症例**
>
> - 有症候性の重症大動脈狭窄症（AS）を有する80歳代半ばの男性。認知症、慢性腎臓病（CKD）あり。
> - 「本人の苦痛を取ってあげたい」という家族の強い希望で経カ動脈の高度狭窄も判明した。
> - 高度な動脈硬化、CKD、認知症などからあらゆる治療のリスクが高く、まずは冠動脈治療のみ行い、症状の経過次第でTAVI実施の方針となった。本人は入院中のせん妄や拒薬があり、繰り返し「家に帰りたい」と言っていた。
> - その後症状は軽快し、認知症も増悪傾向にあったため、TAVIは保留して外来で経過観察した。
> - 半年後、ステント留置後の抗血小板薬療法による消化管由来の貧血から急激な心不全増悪を来した。内科的治療の反応は乏しく、この時点で初めて緩和ケアチームに相談があった。家族はこれまで本人と終末期の治療について話をしたことがなかったが、本人の「苦痛を取る」ことを重視され、侵襲的治療は行わず、症状緩和を行いながら看取りとなった。

（どうすべきか）の2点としました。それぞれの問題に対するU40若手心不全医の意見を見てみましょう。

（1）緩和ケアの選択肢はどの段階で示すべきだったか

　会場の意見として最も多かったのは、診断時から緩和ケア介入の選択肢を示すべきだったという意見でした。

　「家族の希望は首尾一貫して『苦痛を取ってほしい』であり、苦痛緩和の手段が『積極的治療』しかないと考えている可能性が高い」

　「緩和ケアという選択肢を患者側が知らないことが多い」

　「診断時にリスクをすべて提示して、緩和ケアの選択肢も提示できたらよかっ

たのでは?」

その一方で、以下のように現実的な意見もありました。
「紹介元が循環器専門でなければ、早期からの緩和ケアを判断するのは荷が重いだろう」
「現状では循環器内科医に早期からの緩和ケア介入を求めるのは難しい」

次に多かったのが、TAVI施設のカンファレンス後に提示するという意見です。
「TAVI専門施設側の立場であれば、カンファレンスの結果と高いリスクを説明する時点で緩和ケアも選択肢の1つとして提示すべきであった」
「カンファレンス後のほうが、主治医一人の判断というよりもチームとしての判断ができるのでよい」

このほかでは、今後取り組むべき課題に対するコメントも見られました。
「最初から少しずつ緩和ケアの選択肢を説明すべきだが、我々循環器医はその説明の仕方を学ぶ必要がある」、など

（2）認知症患者の意思決定についてどのような 取り組みをしているか（どうすべきか）

ほとんどの施設で、認知症患者の意思決定に対する組織的な取り組みは、行われていませんでした。症例ごとの個別判断で行われていることとしては、次のような点が挙げられていました。

・オープンクエスチョンで本人の希望を引き出していく
・多職種（特に看護師）と協力して認知症の意思決定支援を行う
・認知症専門の精神科や総合診療医などに協力を要請する
・せん妄を来す前に、入院早期の段階でしっかり説明をしておく

また、認知症患者の人生の最終段階における意思決定のあり方としては、次のような患者本人の意思を尊重すべき、との意見が多数挙がりました。
「たとえ認知症患者であっても、意思決定において本人の意見が最優先されるべき」

「日によって認知症患者の意見のブレが大きい場合は、家族からこれまでの本人の趣向や生きざまを聞きながら、推定意思を重視した話し合いを積み重ねていく」

「家族の希望というよりも、本人が正常な判断能力があったらどうするかに重点を置いて考えるべき」

その他、全般的な事柄として、以下のような意見も出ました。

「家族による代理意思決定が行われた場合は、緩和ケアは『ネガティブな選択肢ではない』ことをきちんと説明し、家族ケアをすることも大事」

「意思決定支援は一度きりではなく、外来も含めて繰り返して行うべき」

このディスカッションを通して感じたのは、臨床の現場で中心として働く40歳以下の若手医師の中で、早期からの意思決定支援や患者意思を尊重する文化が、予想以上に浸透してきているということです。ここ数年、心不全緩和ケアが各専門学会や研究会で啓蒙されてきた成果かもしれません。しかしその一方で、重要性は認識しているけれども、現実にはそれを十分に達成できる環境にないことが大きな問題となっているようです。

アンケート編：
心不全緩和ケアを若手心不全医はこう考えている！

さて、次に参加者への心不全緩和ケアに対する意識調査の結果を見ていきましょう。全国からフェローコースに参加した62人（38施設）に行ったアンケートのうち、有効回答が得られた47人（医師経験年数8.3±3.5年）、32施設（うち大学病院16施設）を分析しました。

28ページの**図1**をご覧ください。ほとんどの若手医師が心不全緩和ケアに関心を示しており、実際日常診療でもニーズが非常に高いことが分かります。その一方で、これだけ心不全診療に意欲的な施設から医師が集まるグループであるにもかかわらず、心不全緩和ケアを担う部署を有する施設はわずか16％でした（うち、専門チームを有するのは2施設のみ）。

なお、設置検討中（19％）と答えた施設の3分の2が九州心不全緩和ケア深論プロジェクト参加施設でした。

では、日常臨床においてどのような時に心不全の緩和ケアの必要性を感じてい

図1 アンケート結果（1）

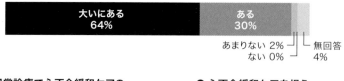

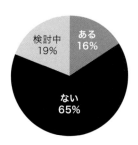

図2 アンケート結果（2）

図3　アンケート結果（3）

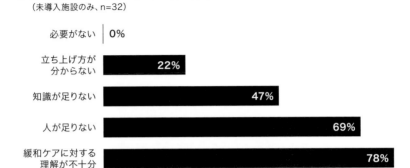

るのでしょうか（**図2**）。

　アンケート結果からは、呼吸困難や倦怠感を中心とした症状緩和や、心不全患者の予後規定因子といわれる抑うつ[1]などの精神的苦痛への関心が高いと感じましたが、それ以上に意思決定支援を中心とした倫理的な問題に関心が集まっていたことに驚きました。

　筆者は2013年に国立循環器病研究センター（国循）でほぼ同じ内容のアンケートを行いましたが、当時の意思決定支援に対する関心はわずか35％にとどまっていました。そして、注目すべきことは家族からの要請が22％と少なくないことです。病院の特性による部分もあると思いますが、2013年の国循アンケートではわずか7％であったことを考えると、患者側の意識も変わってきているのかもしれません。

　これだけ心不全緩和ケアの重要性を認識しているにもかかわらず、なかなか導入できないのはなぜでしょうか（**図3**）。

　アンケートから見えてきたのは、心不全に興味があるスタッフ以外に、なかなか重要性が浸透していないことや、システムの立ち上げに必要なものが十分にそろわない現実でした。「重要性は分かっているけど、手の出し方が分からない」というのが大多数の状況のようです。

　このコラボレーションを通して、心不全緩和ケアの啓蒙が一定の効果をもたらしていること、しかしさらなる啓蒙推進が必要なこと、そして様々な施設背景に対応した取り組みやすいシステムや共通の評価基準の提唱などが必要なことが見えてきました。

心不全緩和ケアは「当然に」提供される時代に

2010年に日本循環器学会の「循環器疾患における末期医療に関する提言」[2]において緩和ケアの必要性が提言され、2016年に日本心不全学会より発表された「高齢者心不全患者の治療に関するステートメント」[3]では、高齢者の慢性心不全を"ありふれた疾患であると同時に、癌と同様に死に至る悪性病態"であると宣言し、終末期医療の指針としてのAdvance Care Planning（ACP）とそれを支える多職種チームの重要性が示されました。また、厚生労働省は2017年11月に「循環器疾患の患者に対する緩和ケア提供体制のあり方に関するワーキンググループ」を設置し、2018年4月に同グループから緩和ケア提供体制のあり方に関する報告書（重要資料に収載）が発表されました。そして2018年3月に日本循環器学会、日本心不全学会が発表した「急性・慢性心不全ガイドライン（2017年改訂版）」[4]では、終末期心不全におけるACPの実施ならびに症状緩和はclass Ⅰの推奨とされ、緩和ケアは疾患早期（ステージC）から提供されるものとして示されています。このように、心不全緩和ケアは「当然に」提供されるべきものとして位置付けられる時代になりました。

第3回U40心不全フェローコースを主催された坂本隆史先生（大分県立病院循環器内科）は、コースの目的を「患者との『個と個』の関係はもちろんのこと、チーム医療や終末期医療にまで応用できる『戦う心不全医』を目指す」とおっしゃっていました。この実践講座の第1回でも強調したように、心不全緩和ケアは適切な治療を行いながら心不全という巨大な敵と「より良く」戦うための、1つの大切な選択肢として考えるべきだと思われます。

さて次回は、現在我々が心不全医療で使うことのできる最も強力な手段「補助人工心臓・心臓移植」と心不全緩和ケアの関係について考えていこうと思います。

参考文献

1) Jiang W, et al. Characteristics of depression remission and its relation with cardiovascular outcome among patients with chronic heart failure (from the SADHART-CHF Study). Am J Cardiol. 2011;107(4):545-51.

2) 日本循環器学会. 循環器疾患における末期医療に関する提言 http://www.j-circ.or.jp/guideline/pdf/JCS2010_nonogi_h.pdf（2018年6月27日閲覧）

3) 日本心不全学会ガイドライン委員会. 高齢心不全患者の治療に関するステートメント http://www.asas.or.jp/jhfs/pdf/Statement_HeartFailureI.pdf（2018年6月27日閲覧）

4) 日本循環器学会／日本心不全学会合同ガイドライン. 急性・慢性心不全ガイドライン（2017年改訂版）http://wwwj-circorjp/guideline/pdf/jcs2017_tsutsui_h.pdf（2018年6月27日閲覧）

第4回

心不全緩和ケアから見た補助人工心臓治療

適応検討時からの関わりが求められる緩和ケア

柴田 龍宏（久留米大学医学部 心臓・血管内科）

これまでお示ししてきたように、近年、高齢者心不全に対する緩和ケアは少しずつクローズアップされるようになってきました。一方で心臓移植や補助人工心臓（Ventricular Assist Device：VAD）治療を受ける患者への緩和ケアに関しては、まだまだ議論が進んでいないのが実情です。今回は、心不全緩和ケアの視点から、特にVAD治療について、現時点の課題や今後の展望などを考えてみたいと思います。

65歳以上は植込み型VADの適応外

適切な薬物治療（Guideline-Directed Medical Therapy：GDMT）や心臓再同期療法（CRT）などを行っても治療困難な心不全患者にとって、心臓移植やVAD治療は劇的に生命予後を改善する治療手段です。しかし、近年心臓移植件数は急増したとはいえ、我が国は圧倒的なドナー不足にあえいでいます。既に3〜5年以上ともいわれる長い移植待機期間を乗り切るために、心臓移植までのつなぎ（Bridge to Transplantation：BTT）として、「植込み型」VADを装着して待機期間を全うすることが現在は一般的になっています。

一方で我が国の制度上、心臓移植の適応がない心不全患者には植込み型VADを使用することはできません。例えば、現在心臓移植の適応は「65歳未満が望ましい」とされているため、いかに年齢以外の適応条件を満たそうとも、65歳以上の患者は植込み型VADの適応にならないのです。しかし近年、心臓移植の適応から外れた心不全患者でも、植込み型VADの装着によって生命予後やQOLの改善がもたらされることが注目され、欧米では「Destination Therapy

（DT）」として一般化してきています。今後日本でもDTの承認が期待され、導入に向けた議論が行われている最中です。VAD治療は一部の認定施設で行われている特殊な治療のように思われるかもしれませんが、今後、もしDTが我が国でも承認されれば、既に米国ではVAD患者の4割以上がDT目的であることを考えると、爆発的な増加が見込まれます。

　臨床的なVAD治療の有用性については改めて述べるまでもないかもしれませんが、日本の補助人工心臓市販後レジストリ（J-MACS）の集計[1]によると、植込み型VAD実施症例の生存率は1年93％、2年89％と非常に良好であり、米国のレジストリであるINTERMACS[2]の報告をはるかにしのぐ成績です。

　しかし、VAD治療には以下のような問題点があります。そしてこれらに対して、緩和ケアができることは多いと感じます。

（1）少なくない合併症

　VAD治療では合併症の発生による再入院率の高さが問題となっています。**表1**のように、VADには素晴らしい利益がある一方で、様々な合併症が存在し、しかも比較的高率に生じます。例えば、デバイス感染は植込み後1年間で約45％、脳梗塞や脳出血による神経機能障害は32％、そして大量出血合併症は21％程度発生したと報告されています。重篤な合併症が生じた場合は、QOLが大幅に損なわれてしまったり、移植適応から外れてしまったりすることもあります。そして、そのことが大きな社会的、精神的ダメージをもたらします（患者・家族だけでなく医療者にも）。

表1　VAD医療によってもたらされる利益と合併症

利益	合併症
● 息切れ、倦怠感、運動耐容能の改善	● 感染症（特にドライブイン感染）
● 血行動態の安定化	● 血栓塞栓症（特に脳梗塞）
● 臓器障害の改善	● 抗凝固療法による出血リスク
● 患者幸福度／QOLの向上	● 機械の故障リスク
	● 右心不全や大動脈弁閉鎖不全症の増悪

（Ghashghaei R et al. Prog Cardiovasc Dis 2016;58(4):455-60より引用改変）

（2）終末期の問題

　当初はBTT目的でVAD治療を行った場合でも、合併症や併存疾患の増悪などで心臓移植に到達できなかった場合、VADを装着したまま終末期を迎えることになります。また、DT目的のVAD治療の場合は、装着時から「VADとともに迎える死」を意識せざるを得ません。

　VADは補助循環装置ですので、重篤な合併症が生じても血行動態の破綻を来しにくく、逆に苦痛の時間を引き延ばす結果になることさえあります。終末期にVADをどのようなタイミングでやめるか、どこまでの積極的治療を行うか、どこで最期を迎えるかなど、様々な問題があるのです。加えて、終末期でないにもかかわらず「患者自身の意思でVADを停止することは許されるか」といった倫理的問題も存在します。

VAD患者に対して緩和ケアはどう関われるか

　国際心肺移植学会（International Society of Heart and Lung Transplantation：ISHLT）のガイドライン[3]では、VAD適応検討時の緩和ケアへのコンサルトをclass IIaで推奨しており、DT患者での推奨はclass Iです。このような背景から、米国では2013年に米国最大の医療評価機関（The Joint Commission：JC）が、すべてのDT認可施設に対してVADチームへの緩和ケア専門家の参加を義務付けるようになりました。公的医療保険制度の管轄機関であるメディケア・メディケイドサービスセンター（Centers for Medicare and Medicaid Services：CMS）も、同じ要求をしています[4]。

　一方で、我が国のVADに関連する専門学会のガイドライン[5]やDTに関する指針[6]には、「緩和ケア」という言葉はほとんど出てきません。あったとしても終末期に限定した存在として記載される程度であり、意思決定支援や全人的苦痛の緩和といった緩和ケアの真の役割を反映したものではありません。また、緩和ケア側においても、そもそも非癌疾患に関するガイドラインが存在せず、VAD医療に緩和ケアのニーズが存在すること自体がほとんど認識されていない状況です。

　ただし、VADチームにおいて、緩和ケア専門家が具体的にどのような役割を担うべきかについては、米国のJCやCMSですら明確には示していません。したがって、その解釈と緩和ケアの介入プロトコルは個々の機関に委ねられているのが現状です[4]。

　では、緩和ケアはどのようにVAD患者と関わることができるのでしょうか。緩

和ケアを全人的苦痛緩和や患者コミュニケーションの専門家であると認識すると、特に(1)VAD適応検討時、(2)合併症発症時、(3)終末期の3つのフェーズでその関わりをつくれることに気づきます。そして同時に、**図1**に示したような「関わりの継続性」を保つことも重要です。

VAD装着の過程(現在の日本では移植申請も同時並行)においては、患者は大きな不安と期待を抱え、様々な社会生活環境の変化における準備を要します。通常、VAD患者のケアや教育は、多職種からなるVADチームが担うことが多いのですが、それと並行して緩和ケアチームが関われば、意思決定における負担の軽減と「治療チームと異なる視点の担保」をもたらします。緩和ケア専門家の卓越したコミュニケーションスキルによって、患者の揺れ動く気持ちに寄り添い、そして患者自身も治療チームには直接言えないような悩みを言える場にもなります。

また、VAD植込みまでの評価はとても早く、患者は意思決定前に情報を十分

図1 VAD医療と緩和ケアの関わり

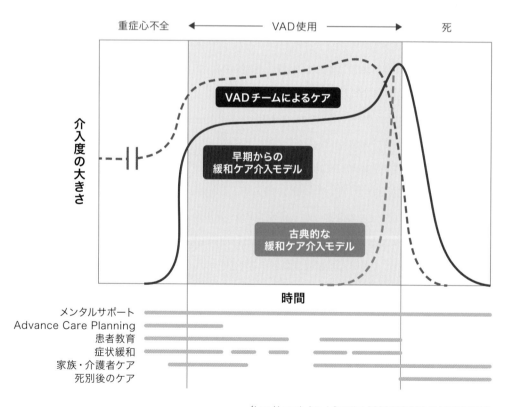

(Luo N et al. Am J Cardiol 2016;118:733-8より引用改変)

に吟味できていないことが指摘されています[7]。しかしJ-MACSのデータ[1]によると、初回心不全診断からVAD装着に至るまでの期間は、1年以上が83％、2年以上が77％と報告されており、実は大半のケースで十分に話し合う時間を探せるはずです。VAD留置前のコミュニケーション促進をもたらす緩和ケアチームの存在は、大きいと言えます。

VAD装着前に終末期のあり方の話し合いを

そして忘れてはならないのが、特にDT患者の場合はVAD装着前に終末期のあり方について話し合いをしておくという点です。終末期ケアが必要になった場合は、緩和ケアチームがケアの主役になり得ますが、VAD装着という前向きな意思決定支援の時点から関係性をつくっておくと、スムーズな緩和ケアの移行につながります。

慢性期や合併症発生時も、緩和ケアチームが活躍できる場です。疾患の進行とともに必要性が増す心臓以外の症状マネジメント、例えばドライブライン部の疼痛、不安、不眠、食欲不振などの症状コントロールは緩和ケアが得意とする分野です。また、家族や介護者負担に対するサポート（特に様々なストレスや複雑な社会背景を抱える場合）や、様々なストレスにさらされるVADチーム自身に対する心理的負担の分散ももたらします。もし重篤な合併症が生じ、本来の目的（移植や自宅療養）の達成が難しくなった場合は、新しいゴール目標をともに話し合う存在にもなります。

終末期に至った時は、普段延命のための侵襲的治療に注力している循環器、心臓外科の医師と比べて、終末期における快適さやQOL向上へのアプローチに長けています。そして、もしVAD装着前から緩和ケアチームと患者・家族との関係性が継続していれば、さらにスムーズな緩和ケア移行がもたらされると考えます。また患者が亡くなった後の家族に対するグリーフケアもできるでしょう。

久留米大学は2012年に認定植込み型補助人工心臓実施施設となり、2013年7月に初回の植込み型補助人工心臓手術を行いました。2014年6月に入院期間の長期化に伴う精神的苦痛に対して緩和ケアチームが介入したことをきっかけに、2014年7月よりVADチームカンファに緩和ケアチームが常時参加するようになりました。以降、苦痛緩和だけでなく、移植登録・VAD装着検討時の意思決定支援に対しても質の高いサポートが可能になりました。

その後、2015年2月に患者教育と継続的な意思決定支援を担う「外来看護師

心不全サポート面談」を、2015年6月からは主に癌を扱っていた既存の緩和ケアチームと循環器スタッフが協働する「心不全緩和ケアチーム」をそれぞれ導入しました。現在は、それらの活動を統合して「心不全支援チーム（Heart failure Support Team：HST）」と称し、重症心不全患者とVAD適応患者を分け隔てることなく、多職種チームによる心不全支援・緩和ケアを提供しています（第9回、第13回参照）。

まだまだ議論が必要

VAD医療には大きな緩和ケアニーズがあります。循環器側も緩和ケア側もそのニーズに対する認識が著しく不足しており、そこには大きなギャップがあります。そのギャップを埋めるために、我々の「九州心不全緩和ケア深論プロジェクト」のような、専門家の垣根を越えて話し合う場が必要です。

そして重要なのは、あたかもチェックリストの項目を埋めるように即興で緩和ケアとの関係性をつくるのではなく、患者とその家族のQOL向上と良い終末期を実現するために、循環器と緩和ケアが持続可能で強固なコラボレーションを築き上げる必要があると考えます。

参考文献

1) 独立行政法人医薬品医療機器総合機構：日本における補助人工心臓に関連した市販後のデータ収集（Japanese registry for Mechanically Assisted Circulatory Support; J-MACS）Available from:
http://www.pmda.go.jp/files/000214748.pdf (accessed on 26 Nov, 2016)

2) Intermacs Quarterly Statistical Report 2016 Q2. Available from:
http://www.uab.edu/medicine/intermacs/images/Federal_Quarterly_Report/Federal_Partners_Report_2016_Q2.pdf(accessed on 26 Nov, 2016)

3) Feldman D et al. J Heart Lung Transplant. 2013;32(2):15787.

4) McIlvennan CK, Allen LA. BMJ. 2016;352:i1010.

5) 日本循環器学会/日本心臓血管外科学会合同ガイドライン：重症心不全に対する植込型補助人工心臓治療ガイドライン Available from:
http://www.j-circ.or.jp/guideline/pdf/JCS2013_kyo_h.pdf (accessed on 26 Nov, 2016)

6) 補助人工心臓治療関連学会協議会、Destination Therapy(DT)研究会：我が国における植込型補助人工心臓適応適正化の考え方：Destination Therapyについて Available from:
http://www.jacvas.com/view-dt/ (accessed on 26 Nov, 2016)

7) Bruce CR et al. J Am Coll Cardiol. 2015-66(16):1762-5.

第5回

心不全のアドバンス・ケア・プランニングとは

高齢者の救急医療に携わる内科医の視点

岡村 知直（飯塚病院 緩和ケア科）

　これまでの4回は循環器内科医、緩和ケア医からの立場から心不全緩和ケアについてお話ししました。今回は、高齢者の救急医療に携わる病棟内科医の立場から、急な病状変化の際に医療者と家族間とで認識のギャップが生まれやすい事例を通じて、心不全緩和ケアにおけるアドバンス・ケア・プランニング（Advance Care Planning：ACP）について考えてみたいと思います。

症例

　90歳代前半の男性。5年前に急性心筋梗塞を発症し、経皮的冠動脈形成術（PCI）が施行されたが、著明な左心機能低下による治療抵抗性の慢性心不全となり、内服薬による治療に加えて在宅酸素療法を導入されている。日常生活動作（Activities of Daily Living：ADL）は要介護レベルであるが認知症はない。妻と2人暮らしだが、隣町に息子が住んでいる。1年前に慢性心不全急性増悪で循環器内科に入院した際に、全身状態改善後に行った本人ならびに妻との面談において、急変時DNAR/DNI（Do Not Attempt Resuscitation/Do Not Intubate）の希望が確認され、その後はかかりつけ診療所による訪問診療を受けていた。

　今回、38℃台の発熱と意識障害、体動困難のため救急搬送となり、尿路感染症の診断で総合診療科に入院となった。なお、入院時に救急外来医師が、妻へ急変時DNAR/DNIの再確認が行われた。

第2病日、突然の呼吸困難が出現し、感染症を契機とした慢性心不全急性増悪と診断された。薬物治療による呼吸状態の改善に乏しく、人工呼吸器管理は行わないとの方針を踏まえて家族に電話連絡を行った。しかし、妻とともに来院した息子（これまで治療方針を話し合う場への同席はなく、見舞いは5年間で4回のみ）が怒りの感情を露わにしながら、人工呼吸器管理を含めた集中治療を望んだ。息子の反応に対して混乱した妻は、人工呼吸器による集中治療をするかどうかを決めることができないと返答し、入院主治医は気管挿管を行った上、循環器内科で心不全の集中治療を行うこととなった。

　人工呼吸器装着により呼吸状態は回復し、血行動態が安定した後に抜管を試みるも誤嚥性肺炎を併発し、長期の人工呼吸器装着を要する状態となった。さらにその後、再度慢性心不全の増悪を認め、尿量が低下し始めたところで循環器内科から緩和ケアチームへ介入の依頼があった。

まず、それぞれの医師の心の声を聞いてみましょう。

一般内科医の心の声

　心不全末期で、感染契機に急に悪化したとはいえ、以前から予見できたことだろうに。もともと本人が急変時DNAR（Do Not Attempt Resuscitation）を希望しているのだから、緩和医療を検討すべきだけど、家族が挿管するって言ったら、自分たちは止めようがないもんな。そもそもかかりつけの先生が、普段から急変のリスクがあることをしっかり話していないからこんなことになるんだ。あと、循環器の先生はちゃんと話してたのかな？　末期心不全ってことを、家族よく理解してなかったぞ。

循環器内科医の心の声

　1年前、せっかくDNAR取ってかかりつけ医に紹介したのに、1年間何をしてたのやら。そうと知ってたら紹介しないで自分たちで診たのに。内科も、心不全増悪しないようにちゃんと治療しないと。

診療科医師の心の声

　前医から引き受ける際に、急変時DNARって聞いてたけど、入院して家族の意見が変わったみたいだ。いつも本人、奥さんともニコニコして、とても急変した時の具体的な話なんて出しづらいし、忙しくて全員にそんな話できないよ。

　以上は、私が医師になって以来、何回も経験したことのある状況、および医療者の陰性感情を事例として挙げてみました。何回も出てくるDNARとは、「患者本人または患者の利益に関わる代理者の意思決定を受けて心肺蘇生法を行わないこと」です。

　それでは、家族側の心の声も聞いてみましょう。

妻の心の声

　まさかこんなことになるとは。1年前に循環器の先生から「もう心臓は末期だけど、急変した時、心臓マッサージ・人工呼吸器などの延命はしますか？　しませんか？」と迫られて、その場では「しません」と答えたけど……。いざ急に具合悪くなって、再度「しますか？　しませんか？　早く決めてください！」と言われるとプレッシャーから頭真っ白になってしまって……。何もしないと死ぬと言われたら、見殺しにするみたいだし。息子と話して延命治療を選んだけど、これでよかったのかしら？

息子の心の声

　こんなに状態が悪いなんて、後から言われても納得できない。この前まで普通に話していたのに。結局やることないから病院から放り出されたまま、1年たって具合が悪くなったから慌てて治療しているみたいで、すべて後手後手じゃないか。自分が一緒に住んでいたらよかったけど、母親をキーパーソンにしていたのが間違いだったのかな。弱っていく父親の姿をあまり見たくなかったから見舞いは避けていたけど、自分がもっと足を運んでおけば……。

　急性期医療の現場においては、DNAR/DNIと緩和治療の方針が混同して語られていることがあります。特に高齢者の急性期疾患においてはDNARかどうかを医療者は非常に気にする傾向があります。理由は複数考えられますが、回復するかどうか定かでない上に、根本原因が慢性疾患や加齢性変化自体である患者に対して、ケアの面で手がかかる治療を行うことは医療者にとってストレスに感じ

やすいようです。私は、昔ある医師がある寝たきり患者の入院に際して「家族に話して、DNAR取ってきたぞ！」と話しているのを聞き、がっかりした記憶がありますが、その医師からすれば終末期医療なのか、集中治療なのかはっきりしない状況は心理的負担だったようです。

この話題は既に世界的な潮流となっており、2016年12月16日、日本集中治療医学会も「DNAR指示のもとに、安易な終末期医療が実践されている」として「DNAR指示のあり方についての勧告」を発表しました[1]。そこには「DNAR指示と終末期医療は同義ではない」と明確に記載されています。

差し迫っていない状況の患者の多くは「具合が悪くなったら、とにかく苦しまずに済むようお願いします」と答えることが多いです。しかし、事例のような予期していなかった急変や、複雑な病態に至った場合、本人、家族、医療者とも混乱し、さらにその混乱した事態の責任をお互い押し付け合うことがあります。

それではどうしたら急変時でもできるだけ慌てずに、本人、家族、医療者は関われるのでしょうか。その答えの1つがACPです。ACPとは「将来の意思決定能力低下に備えて治療方針・療養についての気がかりや自分が大切にしてきた価値観を患者・家族と医療者が共有しケアを計画する包括的なプロセス」と定義されます。

それに対しDNAR/DNIは、終末期における事前指示（Advance Directive：AD）のほんの一側面にすぎません（**図1、2**）。

ADだけでは、心不全の終末期をどう過ごすのか、急変時どう対応するのかという問いに対して不十分です。理由としては以下の2つが挙げられます。

図1　ACPとADとは違うもの

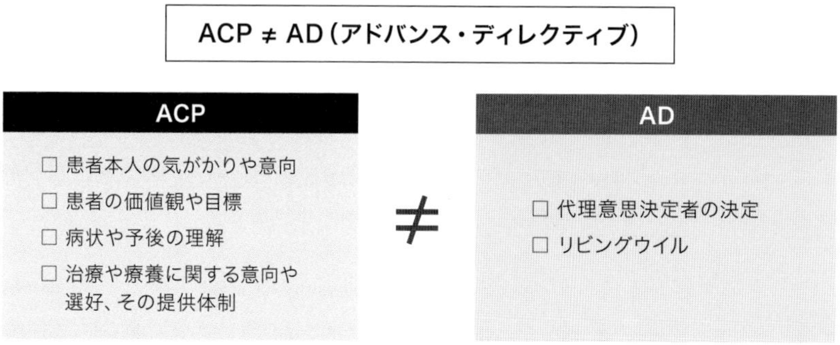

図2 DNAR/DNIはADの一側面

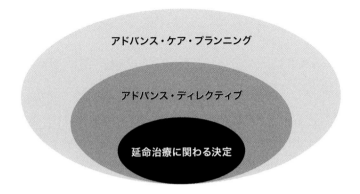

・予後予測が難しい

　心不全では300以上の予後予測因子が報告されているものの[2]、正確な予後予測は非常に難しく、患者側にもその事実を知ってもらう必要があります。さらに、高齢の末期心不全患者は、心機能だけでなく多臓器にわたって機能低下が見られることが多く、それがさらに予後予測を難しくしています。

・病状が差し迫っていない時に急変時の話は難しい

　進行した慢性心不全は増悪寛解を繰り返すため、慢性期ケアの場(外来、在宅、施設)と急性期ケア(病院)の場を往復することが多いのです。医療者と違い、患者側は急変の現場を知らないため、慢性期ケアの場においての事前指示が、急性期ケアの場で変更されることは珍しくありません。

　整理しますと、急変時の対応はあくまでADの一部であり、それはその患者および家族の価値観や治療方針にのっとって決められるべきものです。ACPとは、その価値観・死生観を医療者と患者側で共有する作業といえます。「急変時は心臓マッサージしますか？　人工呼吸器つけますか？」と回答を迫るだけでは、あくまでもその場だけの表面的な回答に終始してしまいます。

　ではACPを行うと、どのようなメリットがあるのでしょうか。答えは以下の3つです。

(1)医療者にとって；患者の価値観を理解しているため、複雑な症例においても優先順位をつけながら対応できる
(2)家族、代理意思決定者にとって；患者本人の価値観に沿って治療方針が

決定されるため、精神的負担が軽減される[31]

（3）本人にとって；治療における自己コントロール感が高まる

特に重要な視点は（2）で、ACPを行うことで代理意思決定者と医師間のコミュニケーションが改善することが指摘されています。

事例のように、差し迫った状況ではACPを行うのは難しいですが、ACPを行うタイミングとしては、まず病状が安定していること、そしてできれば手術・入院などの大きな変化を乗り越えたタイミングが望ましいでしょう。

ACPで主に話し合う内容は以下の4つです。

（1）病状の認識の確認、今後心配に思っていること；病状認識があまりにも現状と解離がある場合は、ある程度修正する必要があります

（2）患者本人／家族の価値観

（3）今後の治療について

（4）代理意思決定者の選定

しばしば医療者は（3）だけを話し合いますが、ACPにおいては、むしろなぜその治療を患者が選ぶのか、その理由を共有します。できるだけ本人以外の、家族内の発言権のある家族も同席してもらうとよいでしょう。遠方の家族、同居していない家族は、普段患者に接していないため、急変した際に動揺し、怒りの感情を医療者にぶつけてくることがあります。完全に避けることはできませんが、患者と医療者が価値観を共有した場に同席していれば、後に不測の事態が起こったとしても混乱は減らせると思います。

そして、ACPで最も重要なことは「その場で、必ずしも答えを出す必要はない」ことです。ACPのゴールは「何かを決める」ことではなく、話し合うこと自体なのです。また、一度でなく、繰り返し話し合うことが重要です。ACPの場には、患者側、医療者の多職種で参加し、末期の慢性疾患における今後の過ごし方について避けずに、その都度話し合っていくことが理想です。

総合診療医に求められるACP

癌患者に対するACPは徐々に浸透しつつありますが、末期心不全に対するACPは残念ながらまだ認知度が低い状況です。原因としては、前述した通り、心

不全の予後予測が難しいこと以外に、高齢者の医療は、今回提示した事例のように複数医療機関が関わることがあり、誰がACPを行うべきかはっきりしないことも挙げられます。理想をいえば、疾患だけでなく患者全体を診る総合診療医が、専門家の協力を得て正確な病状把握をした上でACPを行い、その後施設間で共有できれば、地域包括ケアの概念からも最もあるべき姿が描けるのではないかと思っています。

そのためには総合診療医は、今より一層患者に寄り添って「傾聴」できるスキルを身に付ける必要があると思います。また、循環器医には、分かる範囲での予後予測と、起こり得る悪い事態を、患者だけでなく関わる医療スタッフと共有できるスキルがより一層必要と考えています。

訪問診療を依頼する際のフォーマット

最後に、飯塚病院緩和ケア科から地域の診療所に訪問診療を依頼する際に使っているフォーマット（**表1**）をご紹介します。客観的な医学的状況と、ACPで話し合われたことをなるべく記載するようにした上で、その時点での急変時の対応について決めたところまで記載しています。気持ちは変わることがあるのが当然ですので、再度話し合いの機会を持っていただくようお願いしています。特に、急変した時にどこが対応するのかは、患者家族・かかりつけ医がしばしば混乱してしまうところですから、事前に決めておく必要があります。

緩和ケアの世界でよく用いられる言葉に「Hope the best、Prepare for the worst」というものがあります。末期心不全の患者が、過ごしたい場所で過ごしたい暮らし方ができるように、ACPの概念が普及するよう内科医として努力したいと考えています。

参考文献

1）日本集中治療医学会　Do Not Attempt Resuscitation（DNAR）指示のあり方についての勧告（2016年12月）

2）Gadoud A,et al. Palliative care for people with heart failure:summary of current evidence and future direction. Palliat Med. 2013;27:822-8.

3）Teno J et al. Association between advance directives and quality of end-of-life care J Am Geriatr Soc. 2007;55:189-94.

表1 訪問診療を依頼する際のフォーマット（飯塚病院緩和ケア科）

○○内科
○○先生

いつも大変お世話になっております。
このたびは急なお願いについて、ご相談させていただき有難うございました。

　　診断：末期心不全　　　診断日時：○○年XX月　　　診断された医療機関：○○病院

■症状

■薬剤

■病状の認識
　予後が週～月の単位であることを伝えています。その上で、自宅に帰って一時を過ごしたいという思いがあります。本人、家族とも理解良好です。急な変化がありうることもお伝えしています。

■説明内容
　説明した相手：本人、妻、長女
　説明した内容：診断、予後

■ADL：ベッド上です。

■今後の過ごし方について
　たとえ余命が短くなるとしても自宅で過ごしたいとのことです。ただ、家族に迷惑をかけたくないという気持ちが強く、家族が疲弊してしまうくらいであれば入院を選ぶとのことでした。対して、家族としては長く住んだ自宅で最期まで看たいとの気持ちがありながらも、自分達の介護が不十分なために辛い思いをさせてはいけないとの葛藤があるようでした。今後貴院でも本人・家族を交えてACPを御検討下さい。

■医療行為　・在宅酸素

■介護　・介護保険は未申請で、こちらで主治医意見書を作成しました。

■バックアップベッド
　・入院が必要な場合は、当科での入院も含め当院で対応したいと考えています。ただし、病状や必要な医療内容に合わせて判断しますので、入院が必要な際は御連絡下さい。

■窓口
　患者様に関して、○○病院の窓口は以下の通りです。

以上、ご相談です。

第6回

心不全緩和ケアを
在宅に持ち込む3ステップ
市中病院の循環器内科医ができること

大森 崇史（飯塚病院 緩和ケア科／ハートサポートチーム代表）

　2016年に日本心不全学会が『高齢心不全患者の治療に関するステートメント』を発表し、最期を迎える場所として在宅医療を考慮するフローチャートを示しました（**図1**）[1]。本来、診断早期から患者・医療者間で希望や価値観を共有することがアドバンス・ケア・プランニング（Advance Care Planning：ACP）の取り組みですが、現実は、差し迫った状況で初めて終末期の意思決定について話し合う場面が多いのです。また、在宅医療のニーズが高まっている一方で、現在の医師の一般的なキャリアパスでは、在宅医療を経験する機会は初期研修中における地域研修のほんの1カ月間だけです。その後、循環器内科へ足を踏み入れた医師にとって、癌疾患や在宅医療との関わりは希薄になりがちです。では、どうすれば市中病院から在宅へ心不全緩和ケアを持ち込むことができるのでしょうか。今回は、実際の症例をもとに考えてみたいと思います。

ステップ1：心不全終末期であることの認識と共有

　「どこからが心不全終末期なのか？」という判断は非常に難しいことが指摘されています。「まだいけるかもしれない」と治療に没頭する中で、Point of no returnを見逃し、「患者・家族がどこで、誰と、どのような最期を迎えたいのか？」という話し合いが持たれないまま、気づけば身体的・精神的・社会的なケアが不十分なまま亡くなられるケースは少なくありません。

　「Living Well at the End of Life」[2]ではTrajectory modelとして診断した時点から症状マネジメント、緩和的なアプローチを開始することを提唱しています。つまり、診断した時点から緩和ケアは始まっているという考え方です（**図2**）。

図1 高齢心不全患者の終末期医療（参考文献1)より転載）

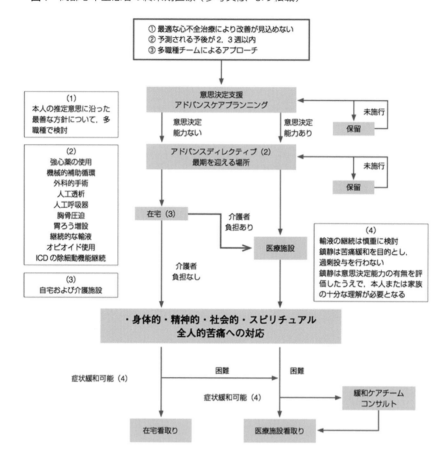

症例

慢性心不全・心房細動・慢性腎不全の既往があり、日常生活動作（ADL）は一部介助の90歳代女性。

可能な限りの心不全治療を行っているにもかかわらず、この半年で4回も心不全入院を繰り返している。卒後4年目の若手循環器医師である主治医は、何度も入院を繰り返す中で次第に弱っていく患者を見て、何かできることはないかと考えをめぐらせた。
（これって心不全の終末期なのかな？　まずは本人、家族とゆっくりお話をして、どういう気持ちなのか知ることから始めてみよう）

入院治療により症状は寛解し、今後の過ごし方を検討すべく本人・家族と面談を設けた。

図2　心不全をはじめとする心疾患の緩和ケアのイメージ

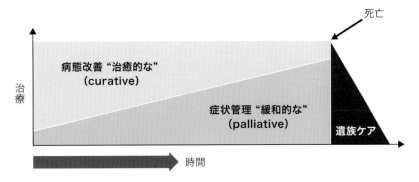

(Lynn, J and Adamson, D. Living Well at the End of Life. Adapting Health Care to Serious Chronic Illness in Old Age. RAND document WP-137[2])をもとに作成)

　また、心不全は症状が出現した後、適切な治療を行うことで長期にわたり寛解し、最終的に不応性心不全といわれる状態（ステージD）に至ります。2013年のACCF/AHA心不全ガイドライン[3]では、終末期のゴールの確立が治療目標として掲げられています。終末期の話し合いを行うタイミングを見逃さないために、早期からの緩和的治療の意識を持ち、症状や投薬内容などから、心不全の進行度を想定・再確認することは重要と考えられています。

ステップ2：市中病院での意思決定支援

　症例の面談の続きです。
主治医：「……以上で病気のことの説明は終わりです。最後に今後の暮らしのことでお話をしたいのですが、何か聞いてみたいことはありませんか？」
患者：「もう先は長くないだろうなって。夫は入退院を繰り返して最期は病院で亡くなったけど、見ている私もつらくてね……。私はできることなら家でぽっくり亡くなりたいです」
長女：「何を気弱なことを言っているの！　病は気からっていうでしょ！　まだそんなこと考えるのは早いわよ」
次女：「それにあんなに苦しそうにされたら、救急車を呼ばずにはいられない」
三女：「うーん、同居している私は、お母さんの気持ちも分かるわ……。でも悪くなった時どうすればいいか分からなくて」
　それぞれの思いを聞く中で「家で過ごしたい」「困った時は誰かに相談できるよ

うな体制が欲しい」という意向を引き出し、在宅医療を提案した。……

　心不全のACPについての詳細は、臨床講座の第5回をご参照ください。筆者は、患者が終末期に対し興味を持つ時、例えば再入院をした時、患者から「私は今後どうなるのだろう」と不安の訴えがあった時、TV番組で終末期医療の特集があった翌日、などにACPを行うようにしています。日々の回診の中で、少しずつ患者の価値観や死生観について尋ねながら、退院前の家族面談の際にそれを形にすると、まとまりやすいと感じています。

　尋ねる手法として「Ask-Tell-Askアプローチ」[4]、つまり「病気のことや自分の体のことで気になることはありませんか?」など患者に尋ねることから始めます。そして、病状について説明し、不安や不明な点を尋ねることで患者・家族の価値観や思いを引き出す手法を用いることは有効です。ACPは可能であれば、診断がついた時点から繰り返し定期的に行うのがよいとされます。

　次に行うことは退院前カンファレンスです。

ステップ3:継続のための退院前カンファレンス

　……初めての在宅医療導入に際し、院内の敏腕ソーシャルワーカーに相談しながら「退院前カンファレンス」の準備を行った。今までの治療経過や家族の思いをまとめた資料を用意し、介護支援専門員と日程を調整してなるべく病棟スタッフが参加しやすい平日の14時の開催を決定した。……

　入院から在宅へ移行する際に行うのが、「退院時共同指導(退院前カンファレンス)」です。患者と入院・在宅スタッフが一堂に会して診療の引き継ぎを行う大切な場であり、時間は相手側の業務時間との兼ね合いを十分に配慮すべきです。また、院内スタッフも処置や休憩などで人手が足りない時間を外して、じっくり参加できる時間を調整するとよいでしょう。なお、退院前カンファレンスは厚生労働省も重視しており、2006年からは診療報酬も算定できるようになりました(最大2400点)。

　……患者と家族、入院担当医・看護師・ソーシャルワーカー、訪問診療医・看護師・薬剤師・介護支援専門員(ケアマネジャー)が集まり、退院前カンファレンスは始まった。まず順番に自己紹介を行い、主治医から入院中の治療内容と予測

される心不全の経過を、看護師から入院中のADLや行ってきたケアを説明した。次に患者・家族から今後自分が行いたいこと、心配なことを話し、それを聞いた介護支援専門員がケアプランの確認を行った。最後に質問時間を設けた。

訪問看護師：「心不全のケアは、具体的にどういったことに気をつければよいでしょうか？」

主治医：「今は体重40±1kgを目標に利尿剤を調整しています。体重が41kgを超える時にフロセミドを20mg追加しています」

病棟看護師：「セルフモニタリングが重要であり、今後も継続して指導してもらいたいと思います。もしよければ、私も一緒に訪問してお伝えしてもいいですか？」

そんなやりとりを行う中で、今後の在宅ケアの構想がまとまっていった。……

退院前カンファレンスの資料は、各自治体や医師会が作成しているものも多く、それを参考にしながら進めることで必要な情報を網羅できます。心不全の在宅医療では、「目標の体重や必要な薬剤調整は何か」「予測される急変は何か」といったことに議論が集中しがちですが、本人の思いや人生観、ACPの内容、ケアでの留意点の共有も、この会の醍醐味となります。

また2016年度から退院直後に入院医療機関の看護師が患者宅を訪問し、療養指導することを評価する「退院後訪問指導料（580点）」も新設されています。限られた時間で必要な情報のやりとりを行うことが難しい場合、そういった制度を利用することで継続性のあるケアを提供しやすくなります。

……自宅退院後は活気も出てリハビリテーションにも積極的に参加し、自宅内を歩行器歩行できるまでになった。退院から2カ月後、発熱・酸素化不良が出現し自宅で抗菌薬治療が開始されたが、意識が徐々に悪くなり、家族に見守られながら息を引き取った。家族にとって初めての在宅医療だったが、最後に親孝行ができたと満足そうに語っていた。……

心不全緩和ケアが困難と感じる理由

症例を交えながら、市中病院から心不全緩和ケアを在宅に持ち込む3つのステップについてお話ししました。心不全緩和ケアはしばしば困難だと感じる機会が多いです。その理由として、以下の問題があります。

> **疾患**：心不全の予後予測が困難である
>
>   どこまで治療を行うか決定が難しい
>
> **環境**：専門病棟であることが多く、緩和ケアの経験や知識が少ない
>
>   非癌の緩和ケアに関する認識が広まっておらず、画一的でない
>
>   地域の在宅医療スタッフと疎遠である
>
> **制度**：緩和ケア診療加算がとれない
>
>   非癌の在宅では訪問看護が介護保険優先になる

　しかし、心不全緩和ケアを必要とする患者は少なくありません。そこで飯塚病院では、2017年4月から総合診療科と循環器内科、緩和ケア科が一緒に心不全緩和ケアを提供できる取り組みを始めています。具体的には、終末期に近づいた心不全患者を対象とした緩和ケア科スタッフとの定期カンファレンスや、院内で開催される心不全教室でのACPの実践などです。在宅医療を導入した心不全終末期症例では、場合によっては在宅クリニックから緩和ケア科スタッフが訪問診療を行い、再入院時に緩和ケア科で担当し循環器内科医がアドバイスを行う、といった体制も検討しています。

　今、市中病院に勤務する私たちができることは、患者一人ひとりと向き合いながら、在宅医療に精通した緩和ケア医やソーシャルワーカー、介護支援専門員、訪問診療医などのスタッフとコミュニケーションをとって仲間を増やし、地域における心不全緩和ケアを育てていくことだと感じています。

参考文献

1）高齢心不全患者の治療に関するステートメント（日本心不全学会ガイドライン委員会）

2）Lynn, Joanne and David M. Adamson. Living Well at the End of Life: Adapting Health Care to Serious Chronic Illness in Old Age. RAND document WP-137 Corporation, 2003.

3）Yancy CW et al, 2013 ACCF/AHA guideline for the management of heart failure: a report of the American College of Cardiology Foundation/American Heart Association Task Force on Practice Guidelines. J Am Coll Cardiol. 2013; 62(16):e147-239.

4）Goodlin SJ et al, Communication and decision-making about prognosis in heart failure care. J Card Fail. 2008;14(2):106-13.

第7回

心不全緩和ケアチームが
学ぶべきこと

「ACP」と「連携」という2つのキーワード

琴岡 憲彦（佐賀大学医学部 循環器内科・先進心不全医療学講座）

　臨床講座も7回目を迎えました。心不全緩和ケアの現状や課題については、これまでの講座を通じてよくお分かりいただけたのではないかと思います。そこで今回は、少しだけ違う視点から心不全緩和ケアについて考えてみたいと思います。

　心不全緩和ケアの重要性を訴える声は、循環器科医からも多く聞かれるようになりました。学会でも緩和ケアのセッションをよく見かけるようになり、様々な取り組みが全国から報告されています。

以前から行われていた心不全に対する「症状緩和」

　では、循環器科医がこれまで心不全緩和ケアを全く行ってこなかったのかというと、そうではないと思います。強心薬は低心拍出量症候群の様々な症状を緩和しますし、利尿薬はうっ血による症状を緩和します。心臓リハビリテーション、終末期の呼吸困難の緩和、不安や抑うつに対する介入など、心不全に対する「症状緩和」は以前から行われていたと考えることができます。

　それでは、ここで議論されている心不全緩和ケアとは、これまでと何が違うのでしょうか。いろいろな意見があると思いますが、「アドバンス・ケア・プランニング（ACP）」と「連携」という2つのキーワードについて考えてみたいと思います。

　ACPについては臨床講座の第5回で詳しく説明されています。人生の最終段階における医療の決定プロセスに関するガイドライン[1]にも、「医療従事者から適切な情報の提供と説明がなされ、それに基づいて患者が医療従事者と話し合いを行い、患者本人による決定を基本としたうえで、多専門職種の医療従事者から構成される医療・ケアチームによって、医学的妥当性と適切性を基に慎重に判断

すべき」というように書かれています。それではということで、既存の心不全チームで実際に取り組んでみると、それほど簡単ではないことに気がつきます。何が難しいのでしょうか。次のようなケースを例に考えてみましょう。

症例

40歳代の男性、広範前壁梗塞後の慢性心不全。

標準治療の末に、心不全の病期がステージD*となり、強心薬持続点滴下に入院中。強心薬を離脱できる見込みはなく、他に併存疾患はないことから主治医は心臓移植の適応と考え説明を行ったが、本人は移植を希望せず、「点滴を外して家に帰りたい。早く死んでも構わないから、自宅で痛みや苦しみを和らげる治療を行ってもらいたい」と退院を希望された。

家族は患者にできるだけ長生きして欲しいと思っており、「本人が心臓移植に同意するよう説得してもらいたい」と主治医に対して要望している。心臓移植を希望された場合には、補助人工心臓が必要となる可能性が非常に高いと思われる。

*米国のAHA/ACCステージ分類による。ステージDは治療抵抗性心不全。

さて、このような患者さんに対して、どのように意思決定支援を行えばよいでしょうか。いくつか選択肢が考えられます。

1. 本人の希望に沿って強心薬を中断して退院し、在宅医療を継続する。
2. 家族の希望に沿って、本人に対して心臓移植を受けるよう繰り返し説得を続ける。
3. 退院し、自宅で強心薬の持続点滴を継続する。

いかがでしょうか。他にも選択肢が考えられますが、いずれにしてもこの段階で判断するのは難しいですね。

意思決定支援の過程では、このようなジレンマにしばしば直面します。通常我々は医学的な問題について、ガイドラインや文献、病態生理、経験などに基づいて治療方針の是非を判断しています。ですが、有益な治療の拒否、本人と家族や

医療従事者間の意見の不一致、延命治療の差し控えや中止といった倫理的な問題に直面した場合には、何を拠り所に判断すればよいでしょうか。

臨床倫理を学ぶ機会を

　このような場合には、臨床倫理の知識が役に立ちます。臨床倫理というとJonsenらの4分割表が頭に浮かびますが、これはあくまで情報を整理し、分析するためのツールであり、4分割表を作って終わりではないことに注意すべきです。倫理的ジレンマに直面している場合には、倫理の四原則（自律尊重、無危害、善行、正義・公正）のいずれか同士、または複数の原則間に対立が生じており、比較衡量などを行って最終的な落としどころを見つける作業が必要です。

　「ACPの話し合いには、患者本人の気がかりや意向、価値観や目標、病状や予後の理解、治療や療養に関する意向や選好、その提供体制などを含み、ACPとは本人と家族、医療従事者がこれらを共有するためのプロセスである」とされています[2]。それぞれのナラティブ（自身が語る物語）に配慮する必要があると考えられ、倫理的ジレンマの解決にあたっては、まさにこれと同じプロセスを行うことになります。ですが、多岐に渡る専門的知識と実践的なスキルが要求されるため、生命・医療倫理セミナーや臨床倫理コンサルタント養成講座[3] など、臨床倫理を学ぶ機会を利用してスキルを身につける必要があると考えます。

　Do Not Attempt Resuscitation（DNAR）指示はACPのごく一部に過ぎません。日本集中治療医学会は、不適切なDNAR指示と心肺蘇生以外の治療・処置の安易な差し控えに対する注意喚起と同時に、「DNAR指示の実践を行う施設は，臨床倫理を扱う独立した病院倫理委員会を設置するよう推奨」しています[4]。

家族に迷惑をかけたくないという意識も

　次に「連携」について考えてみたいと思います。

　人生の最終段階を自宅で過ごしたいと考える人が多いと言われていますが、心不全でも同じでしょうか。厚生労働省の調査では、「末期癌であるが、食事はよくとれ、痛みもなく、意識や判断力は健康なときと同様の場合」には、人生の最終段階を過ごしたい場所として71.7％の人が居宅と回答しました。しかし、「重度の心臓病で、身の回りの手助けが必要であるが、意識や判断力は健康な時と同様の場合」は、39.5％が医療機関、34.9％が介護施設と回答し、居宅と答えた人の

割合は23.5％でした[5]。

　家族に迷惑をかけたくないという意識が影響していると推測されますが、我々医療従事者も、心不全患者さんが人生の最終段階を自宅で過ごすことは難しいと感じているのではないでしょうか。

在宅医療チームが協働で心不全診療を行う

　心不全の終末期には強心薬の持続点滴や酸素の中断が難しく、急性増悪時の対応も含めて本当に最期まで自宅で過ごせるのだろうかと懐疑的になり、自信を持って在宅という選択肢を提示できないことも多いと思われます。また、癌と比較すると心不全の終末期は経過が長く不安定であり、予後の予測や終末期の判断が難しいことがよく理由に挙げられます。ですが、そう言い続けたところで心不全の経過が変わるわけではありませんので、これらを前提としたシステムを作るべきだと考えられます。

　我々は、米国や豪州などで行われているHospital in The Home（HITH）を参考に、機能強化型在宅支援診療所などと連携し、退院後の一定期間、当院の心不全チームと総合診療医を中心とする在宅医療チームが協働で心不全診療を行う仕組みを構築しようと試みています。当院の看護師がハブ（拠点）の役割を担当し、血圧や体重などの遠隔モニタリングやsocial networking service（SNS）を利用してコミュニケーションを行うことによって、お互いに心不全の在宅診療について学ぶことができ、次第に在宅心不全診療体制が整っていくことを期待しています。ただ、ICT（情報通信技術）の利用はあくまで手段であり、地域と病院がACPのプロセスを共有することが最も重要だと考えています。

おわりに

　緩和ケアとは、「生命を脅かす疾患による問題に直面している患者とその家族に対して、痛みやその他の身体的問題、心理社会的問題、スピリチュアルな問題を早期に発見し、的確なアセスメントと対処（治療・処置）を行うことによって、苦しみを予防し、和らげることで、クオリティ・オブ・ライフを改善するアプローチである」と定義されています[6]。

　「心不全によって生命が脅かされている」という事実をどこかで伝えなければなりませんが、我々心不全チームは「bad newsの伝え方」を身につけているでしょ

うか。ACPは、その方法やタイミングによっては侵襲的で有害となり得ることが知られています[2]。患者・家族だけでなく医療従事者も「bad news」が患者に悲嘆をもたらし、希望を奪ってしまうのではないかという懸念を抱いており、これがACPの開始を躊躇する一因にもなっています。さらに、患者は治療について楽観的な見解を示してくれる医師のほうが、良好なコミュニケーションがとれていると感じるという報告もあります[7]。

　癌医療の領域では、告知に関する問題について早くから様々な取り組みがなされており、「bad news」を伝えるためのコミュニケーションスキルトレーニングのツールとして、SPIKES[8]や、より日本人に合うよう患者さんの意向を取り入れて作られた、SHARE[9]などが開発され、これらをもとにした、癌医療に携わる医師に対するコミュニケーション技術研修会のような、ロールプレイを含んだトレーニングの場も整っています。そこでは、開始するタイミングや場所、誰が同席しどのように伝えるか、コミュニケーションの方法、感情への対応など、様々な点について配慮されています。緩和ケアを実践しようとする心不全チームは、ACPに際して「どこで死にたいですか」などといきなり聞いてしまうような失敗をする前に、学んでおくべきことがたくさんあると思います。

参考文献

1）人生の最終段階における医療の決定プロセスに関するガイドライン解説編
　終末期医療の決定プロセスのあり方に関する検討会　平成19年5月（改訂平成27年3月）

2）平成28年度　厚生労働省委託事業　人生の最終段階における医療体制整備事業「患者の意向を尊重した意思決定のための研修会」資料より

3）東京大学大学院医学系研究科医療倫理学分野（UT-CBEL）

4）Do Not Attempt Resuscitation（DNAR）指示のあり方についての勧告　日本集中治療医学会

5）人生の最終段階における医療に関する意識調査報告書　平成26年3月　終末期医療に関する意識調査等検討会

6）WHO　緩和ケアの定義　2002年

7）Weeks JC, et al. Pateints' expectations about effects of chemotherapy for advanced cancer. N Engl J Med. 2012;367:1616-25.

8）Baile WF et al. SPIKES-A six-step protocol for delivering bad news: application to the patient with cancer. Oncologist. 2000;5:302-11.

9）藤森麻衣子：がん医療におけるコミュニケーション・スキル 悪い知らせをどう伝えるか. 医学書院、2007

第8回

心臓だけでなく、心のケアも忘れずに

「心不全患者の10〜40％がうつ」という現実

堀川 直希（久留米厚生病院／久留米大学医学部 神経精神医学講座）

　私は、久留米大学病院で心不全緩和ケアを担う「心不全支援チーム」で心のケアを担当しています。心臓と心との深い関わりについては以前から言われていますが、心不全患者が増え続けている今、心疾患治療における心のケアの重要性が改めて指摘されています。そこで今回は、心不全緩和ケアにおける心のケアについてお話しします。

心不全と「うつ」

　心不全の長い経過中に、「うつ」などの精神疾患を呈する方が多いことが知られています。ここでいう「うつ」とは、一時的なうつ状態からうつ病と診断される病態まで広く含んでいるものの、一般人口と比べて、循環器疾患を有する患者は2、3倍もうつを発症しやすく[1]、心不全では重症度が高いほどうつ罹患率が上昇し、心不全患者の10〜40％がうつを有していると報告されています[2]（**表1**）。

表1　心不全症状とうつ罹患率の比較

NYHA	n	うつの罹患率
I	222	11%
II	774	20%
III	638	38%
IV	155	42%

(Rutledge T, et al. J Am Coll Cardiol 2006; 48 (8): 1527-37より改変引用)

NYHA（New York Heart Association）は、ニューヨーク心臓協会（New York Heart Association）が定めた心不全の重症度の分類ですが、表を見ると、心不全の症状が重くなるほど、うつの罹患率が高くなっています。

また、循環器疾患でうつを併発すると、心筋梗塞後では2.3倍[3]、心不全では1.8倍[4]、死亡率が高くなるとも報告されています。うつになると、身体的な治療への積極性を失って十分な治療を受ける機会を失うだけでなく、自殺のリスクも高まります。

このように、心不全患者はうつに罹患するリスクが高く、うつに罹患すると余命が減少し日常生活への影響も大きいことから、米国心臓協会（AHA）は心不全患者のうつに対する早期介入を推奨しています。

心不全患者のうつのスクリーニング

まずは、目の前の患者さんがうつ状態にあるのか見分けることが重要です。心の不調を「よくあること」「いつものこと」「面倒なこと」とはせず、心臓だけでなく心のケアにも関心を持つ姿勢が求められます。

専門ではない循環器医でも可能な簡便なスクリーニングの方法として、PHQ-2（Patient Health Questionnaire、**図1**）があります。図1に示す2項目の質問をし、どちらか1つでも「はい」と答えれば、うつ状態を呈している可能性があります。

そういった患者へは、睡眠や食事、自殺念慮（死にたい思い）などを含む9項目の質問（PHQ-9）を追加し、うつ症状の有無をより具体的に把握します[5][6]。PHQ-9の点数によって、うつへの治療的な介入が必要か判断するのです[7]（**図2**）。軽症な方は、主治医や医療スタッフに話を聞いてもらうだけでも十分なサポー

図1　PHQ-2（Patient Health Questionnaire）

ここ2週間、以下の問題に
どのくらい悩まされていますか？（PHQ-2）

❶ 物事に対してほとんど興味が持てず、楽しめない。

❷ 気分が落ち込んで憂鬱な気持ちや絶望的な気持ちになる。

(Kroenke K et al. Med Care 2003; 41(11): 1284-92)
久留米大学心不全支援チーム監修「心不全と上手に付き合っていくための心不全共本」

図2 循環器疾患におけるうつのスクリーニング方法

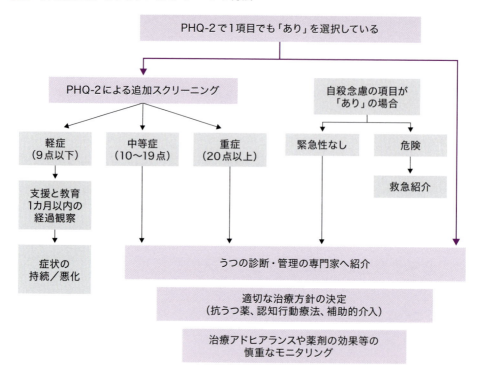

(Lichtman J H, et al. Circulation 2008; 118: 1768-75より改変引用)

トになります。合計点数が高い時や自殺念慮がある場合は、早急に精神科医への紹介が必要になります。

　自殺念慮を認める方は自殺のリスクが高く、特にうつ状態に伴って生じることが多いため、早急にうつ状態の治療を行う必要があります。「死にたいと思うくらいつらい状態」になっている思いに寄り添い、専門家の受診を促しましょう。

　これらの質問紙は5分程度で終わる簡便なもので、診療前の待ち時間に医師以外のスタッフでも施行が可能です。日常診療における心のケアの糸口として、利用してみてはいかがでしょうか。

症例から考える

　心不全患者のうつに対する介入について、症例から考えてみましょう。

　70歳代女性のAさんは、拡張型心筋症の診断で数年前から心不全による入退院を繰り返している方です。自宅では維持透析をしている夫の介護をしながら、

長男と3人暮らしをしています。心不全の内服加療は最大限行われていますが、風邪を契機に心不全増悪で入院となりました。

　数週間の入院加療で心不全症状は改善傾向となりましたが、活気がなく、臥床しがちの状態が続いており、病棟主治医や看護師が食事やリハビリテーションを再三促しても、「ほっといてください」と関わりを避ける状態でした。

担当研修医の思い

　せっかく心不全が良くなってきたのに、食事も摂らないしリハビリもしようとしない。指導医からは早く退院をと促されるし、本人は言うことを聞いてくれないし、困ったなあ。

病棟看護師の思い

　以前から入退院を繰り返しているけど、いつもは笑顔で元気な人なのに、今回は元気がなくてイライラしている。何かあったのかな？

　皆さんだったら、このような患者へどのように対応するでしょうか？

　ある日、病棟看護師から、毎週行っているリエゾン回診の際に相談がありました。当院のリエゾン回診は"御用聞き的"な手法をとっており、院内紹介の有無にかかわらず、全病棟を毎週1回多職種で構成されたリエゾンチームで回り、病棟スタッフから心のケアなどについて相談を受けています。Aさんについては、以下のような相談がありました。

（リエゾン回診にて）
病棟看護師：「主治医やスタッフが食事やリハビリを再三促しても、イライラして嫌がり、横を向いて拒否するので対応に困っています」
精神科医：「以前のAさんに比べて、どのような違いがありますか？　元気がなかったり、以前楽しめていたことに関心を持てなくなったりといったことはありませんか？」
病棟看護師：「以前のAさんは食事をいつも楽しみに全部食べていて、家に帰ったら畑仕事をするってリハビリにも積極的でした。だけど、今回の入院は食事も食べたくない、リハビリもしたくないって……。いつもと違って見えます」
精神科医：「気分の落ち込みや興味関心の喪失、食事量の低下もあって抑うつ

状態の可能性がありますね。まずは顔見知りの病棟スタッフが、いつもの入院と違って元気がなく投げやりに見え心配していることを伝えた上で、今感じている思いや、困っていることについて聞いてみてください。希望があれば、精神科医が話を聞きに行くこともできると伝えてください」

　リエゾン回診の後、以前の入院で担当だった病棟看護師がAさんの話を聞きに行きました。

Aさん：「気分が落ち込んでいて何もする気が起きません。リハビリを、食事をと繰り返し言われても、気力がわかないし、できない自分を責められているように感じます。もうつらいばかりです」
以前の担当看護師：「そうだったのですね。いつも元気で前向きなAさんとは違うから心配していました。入院する前は自宅でどんな生活を送っていたのですか?」
Aさん：「実は姉が3カ月前に亡くなりました。私より前から同じ心不全で治療を受けていて、最後は苦しんでいました。一緒に励ましあっていたから残念で……。私も同じように死ぬのではと不安で、食事も入らないし夜も眠れません。だけど、夫も透析していて大変だから相談できないし……」（Aさんは、涙を流し話されました）
以前の担当看護師：「そんな大変なことがあったのに、1人で抱えつらかったでしょう。今はゆっくり体を休めて、皆でサポートしていきますから安心してくださいね」

　以前の受け持ちスタッフの介入によって、同じ病気で心の支えだった姉の死去（喪失体験）を契機にうつ状態を呈していたにもかかわらず、夫の介護などに追われて1人で抱え込み、疲弊しきった結果、感冒を契機に心不全が増悪した、という経緯が明らかになりました。

心不全患者とうつ病の治療、「段階的治療という考え」

　その後、主治医より当科にうつ状態の評価と治療のため院内紹介がありました。当科では、自殺念慮を伴わない中等度のうつ病と診断し、本人と家族にこれ

までの経過をともに振り返り、ねぎらった上で、うつ病について説明しました。定期的な診察で生活面での不安や心配について具体的に対応しながら、患者さんのペースで無理せず焦らずに回復していけるよう歩調を合わせていくことを保証し、循環器医や担当研修医、病棟スタッフとも病状を共有しました。

少量の抗うつ薬を開始したところ、徐々に睡眠や食思不振が改善し、抑うつ症状の改善に伴ってリハビリにも参加できるようになり、ヘルパーなどの導入手続きをした上で介入1カ月を過ぎた頃に自宅退院となりました。

今回の症例のように、中等度から重度のうつ病と診断された場合、精神科医による治療や抗うつ薬を含む薬物療法の適応になります。しかし、日常診療では精神科にすぐに紹介できるケースばかりではなく、軽症の場合や精神科受診を拒否する方も多いでしょう。

一方で、循環器医が抗うつ薬などの薬物療法が必要な状態にあるか、早急な専門的な治療が必要であるのかを見極めることも難しいと思います。安易に抗不安薬を処方することで、医師自らが抗不安薬への依存を助長させてしまうことも少なくありませんし、精神科にすべて紹介することも現実的ではありません。

そのため、近年は患者の状態に合わせて段階的な治療を行うことが推奨されています[8]（**図3**）。

まずはステップ1でうつ状態を疑われた患者にスクリーニングを行い、ステップ2以降でうつの重症度に合わせた治療的介入を行い、ステップ4まで段階的に精神科医が関わる治療強度を高めていきます。

うつ状態にある患者に出会ったら、「心のケアで重要なこと」

日常診療で患者がうつ状態にあることに気づいた際に重要なことは、何よりもまず、患者本人の“今の思い”について尋ねることです。患者の思いに寄り添うだけでも十分な治療となり得ます。患者は、身体のことを診てもらっている医師に、「自分の気持ちや困っていることを相談してもいいのだろうか？」「忙しいのに迷惑ではないだろうか？」と遠慮している一方で、本当はもっと話を聞いてほしいと求めているのです。

循環器医は、臨床所見や検査値からエビデンスに基づいた的確な指導を行う場面が多いと思います。しかし、心のケアではまずは本人の思いを聞くこと、知る

図3　うつの段階的治療モデル

STEP 4		精神科医の介入強度
重症・複雑例のうつ、生命の危機 重度のセルフネグレクト	薬物療法、高強度の心理的介入 危機管理、電気けいれん療法 複合治療、多職種による入院治療	
STEP 3		
初期治療に反応しない閾値下から 中等症のうつ、中等症から重症のうつ	薬物療法、高強度の心理的介入 複合治療 さらなる評価と介入のための専門家紹介	
STEP 2		
閾値下から中等症のうつ	薬物療法 低強度の心理的・心理社会的介入 さらなる評価と介入のための専門家紹介	
STEP 1		
うつが疑われるすべての患者	評価、支援、心理教育 積極的なモニタリング さらなる評価と介入のための専門家紹介	

(Depression: The treatment and management of depression in adults(Updated edition
British Psychological Society; 2010. より改変引用)

ことが重要になります。また、心のケアでは明確な答えがないことが多く、個々に応じて対応が異なる場合がほとんどです。そのため、医師が一方向性にアドバイスを行い指導する手法ではなく、まずは患者の話に耳を傾け、その思いを知り、本人と家族とやりとりをしながら問題を一緒に解決していこうとする問題解決型の取り組み、双方向性の対話が重要になります。

　患者が、日々どのような思いで生活し、どのようなことに困っているか、そして、どのようなことに楽しみを感じながら生活しているかを、主治医が日頃から気にかけ、思いを馳せることから関わりは始まります。

　心臓の音だけでなく心の声を聞いてみてください。循環器疾患を持つと、生命に関わる病気であるため、死の恐怖を含め様々な不安を持ちやすい状況となります。睡眠や食事、運動などの生活リズムに留意し、生活リズムに問題がある場合は、何が原因で生活の乱れが生じているか、どうすれば解決していけるかをともに考えます。そうすることで、現在の生活面における問題点や本人の苦悩が次第に見えてくるのです。

　そのため、初期対応の際には、より患者レベルで寄り添うことのできるケースマネジャーとして、主治医だけでなく看護師や臨床心理士、ソーシャルワーカーなどの役割が大きいと指摘されています。医師と患者・家族や、異なる科の医師との

間、異なる職種との間をつなぐ橋渡しとしての役割です。

当院では心不全支援チームの看護師が、各科や職種間をつなぐケースマネジャーとしての役割を担っており、今後はこのような人材の育成も非常に重要であると考えます。

心不全を合併したうつに対する、抗うつ薬使用の是非

心不全に合併したうつに対する治療は、認知行動療法などの精神療法とともに、抗うつ薬を中心とした薬物療法を組み合わせることが一般的です。中等度以上のうつの患者には、循環動態に影響が少ない抗うつ薬として、SSRI（選択的セロトニン再取り込み阻害薬）を使用することが推奨されています。

2016年、うつを合併する慢性心不全（左室駆出率＜45％）の外来患者372人を対象に、代表的なSSRIであるescitalopramの有効性・安全性を24カ月と長期にわたり検証した、プラセボ対照の二重盲検ランダム化比較試験（MOOD-HF試験）の結果が報告されました[9]。

escitalopram群およびプラセボ群の間で、主要評価項目である「死亡率と入院率」に有意差は認めず安全性について差を認めなかったものの、副次評価項目である「うつ症状」についてもプラセボとの有意差は認めませんでした。サブ解析では、高齢者や重症度の高い心不全、および重症度の高いうつ症状を有する方、認知機能障害を有する方では、escitalopramによって全死亡・入院のリスクが高まる傾向が示唆されました。

心不全の患者に抗うつ薬を使用することへの長期的な安全性は確認できたものの、重症度の高い心不全患者や高齢者、重度のうつの方への抗うつ薬使用は慎重であるべきと考えます。一方、今回の報告では、うつ症状の評価尺度であるMADRS（Montgomery Åsberg Depression Rating Scale）の点数が、プラセボ群もescitalopram群も同程度低下しており、両群とも一定の効果を認めていたため有意差がつきませんでした。

近年、うつ病患者対象の抗うつ薬の試験において、プラセボ効果が高いため有意差がつきにくいことが問題になっています。この試験のように、重度の心不全患者のうつ症状についてもプラセボ効果を認めていることは注目すべき点です。重度の心不全を有するうつ病の患者に対し、うつ症状について定期的に評価し関わる重要さを示す結果ともいえます。

循環器医と精神科医の連携を

　以上、心不全緩和ケアの、特にうつに対する心のケアについてお話ししました。人口の高齢化に伴って心不全患者は増えていく一方です。心不全の心のケアはこれからますます重要となるでしょう。

　1人でも多くの循環器医が心のケアに関心を持ち、1人でも多くの精神科医が心不全の緩和ケアに関わることで、循環器医と精神科医がこれまで以上に連携するようになり、心不全で困っている患者の心のケアが当たり前の支援になっていくことを切に願っています。

参考文献

1）Evans DL, et al：Mood disorders in the medically ill：scientific review and recommendations. Biol Psychiatry. 2005;58 (3): 175-89.

2）Rutledge T, et al：Depression in heart failure a meta-analytic review of prevalence, intervention effects, and associations with clinical outcomes. J Am Coll Cardiol. 2006;48 (8): 1527-37.

3）Dickens C, et al：New onset depression following myocardial infarction predicts cardiac mortality. Psychosom Med. 2008;70：450-5.

4）Sherwood A, et al：Relationship of depression to death or hospitalization in patients with heart failure. Arch Intern Med. 2007;167：367-73.

5）日本循環器学会、他（編）：心血管疾患におけるリハビリテーションに関するガイドライン（2012年改訂版）

6）村松公美子、上島国利：プライマリ・ケア診療とうつ病スクリーニング評価ツール；Patient Health Questionnaire-9日本語版「こころとからだの質問票」. 診断と治療、2009；97：1465-73.

7）Lichtman J H, et al：Depression and Coronary Heart Disease. Circulation. 2008;118：1768-75.

8）National Collaborating Centre for Mental Health . Depression: the treatment and management of depression in adults (updated edition). British Psychological Society. 2010.

9）Angermann C E, et al：Effect of Escitalopram on All-Cause Mortality and Hospitalization in Patients With Heart Failure and Depression：The MOOD-HF Randomized Clinical Trial. JAMA. 2016;28；315 (24)：2683-93.

第**9**回

がん緩和ケアチームが
無理なく関わるポイント

いつものように、心不全チームと協働

佐野 智美（久留米大学医学部 麻酔学講座／久留米大学病院緩和ケアチーム身体担当専従医）

がん緩和ケアチームの皆様

こんな不安はありませんか？

「癌患者・家族を対象として組織された緩和ケアチームなのに、重症心不全症例にはどのように対応すればいいの？」

「特別なスキルが必要？」

　私は、福岡県南部の地域がん診療連携拠点病院である久留米大学病院で、緩和ケアチームの身体担当専従医をしています。臨床講座9回目の今回は、心不全緩和ケアチームとの協働の際に、癌の緩和ケアチームとして求められるポイントをご紹介いたします。キーワードはコミュニケーションとチーム医療です。

心不全緩和ケアチームにとっての
「がん緩和ケアチーム」

　当院では、2015年6月に発足した心不全支援チーム（以下、HSTと略）が心不全の緩和ケアを担い、がん緩和ケアチームがそれをバックアップする体制を敷いています。

　HST発足3年目にメンバーに対して行ったアンケート結果（**表1**）からは、循環器スタッフがん緩和ケアチームに期待することは、どれも癌領域と共通した能力であることが分かります。

表1 「がん緩和ケアチームはHSTにとってどのような存在か?」

- 全人的ケアの視点で補完する存在
- 看取りのプロとして頼れる存在
- 気軽に相談できる意思決定支援のアドバイザー
- コミュニケーションの相談や教育を担う存在
- 医療スタッフの精神的ケアを担う存在
- 多職種チームの重要性を教えてくれる存在

表2 がん緩和ケアチームが持つ6つの視点

1. 病気だけを診るのではなく、その人を丸ごと診る
2. (患者の)意思を尊重する
3. 家族は第二の患者
4. 一緒に、ともにある (Not doing, but being)
5. これからをどう生きるのか (希望や大切にしていることを含む)
6. 「チーム医療」と「コンサルティング型の関わり」

　表2に示すのは、がん緩和ケアチームのスタッフが心掛けている6つの視点です。コミュニケーションを十分にとりながら、患者や家族、医療スタッフとの関係を深めることや多様性を受け入れる土壌は、「いつでも」「どこ(どの科)へでも」、依頼があれば病棟や外来を訪問し、情報を収集・解析・提案する日常で培われています。この視点は、心不全の緩和ケアにも有効だと考えられます。

症例から考える

　次に、当院において心不全の緩和ケアの重要性が認識されるきっかけとなった、過去の教訓的症例をご紹介します。
　……拡張型心筋症の50歳代の男性。2年前から心不全増悪を頻回に繰り返すようになった。1年前に心臓移植登録を行った上で、心臓移植までの橋渡しとし

ての植込み型補助人工心臓（以下、VAD）を装着することが望ましいと主治医から何度も勧められていた。しかし、本人の希望はなく、薬物療法と両室ペーシング機能付き植込み型除細動器（CRT-D）のみで加療されていた。

　ある日、心原性ショック状態で緊急入院となった。本人は、これまでの主張から一転してVAD装着を希望されたが、非常にハイリスク状態のため、主治医チームからは適応について慎重を期すとの説明が行われた。しかし、本人・家族は「何もしないで命がなくなるよりも、やれるだけのことをやりたい」とVAD装着を強く希望された。

　その後VAD装着術が行われたが、感染の合併や急激な腎障害などが重なり、心不全のコントロールに難渋して気管チューブ抜管も難しい状態になった。救命のためには体外設置型の右心室への補助人工心臓（以下、RVAD）の追加装着が必要と考えられる中、家族ケアとスタッフケアを目的に、病棟師長からがん緩和ケアチームへの紹介が提案された。

心臓外科医の心の声

　この状態を打破する方法はRVAD装着しかない。しかし、それを行ったとしても、臓器障害の進行もあり、心臓移植まで到達できる可能性はかなり低いだろう。移植という目標から外れてしまうかもしれない治療を、家族にどこまで話せばいいのか……。

面会中に漏らした妻の思い

　右の心臓に補助人工心臓を入れると、太い管につながれてベッドから動けなくなるのよね。あなたはもっときつくなるのでしょう。そんなきつい思いをしてまで治療を受けなければならないのかしら……。あの時VADを入れなければ、1カ月くらいはあなたと話ができていたかもしれないのに……。

　主治医との今後の方針に関する面談前に、緩和ケアチームがご家族と面談しました。

妻：「主人はVAD装着をすごく迷っていたのに、私たちが背中を押して手術を受けさせてしまったと思っています。もっと慎重な判断ができていれば…子どもたちに残しておきたい言葉もあったんじゃないかと思うと……」（流涙）
緩和ケアチーム：「……つらいですね……」

妻：「(うなずきながら) 私はこれ以上、体の負担を大きくしない、『何もしない選択』を選んだほうがよいと思っていますが、子供たちは意見がバラバラです」

長男：「少しでも改善の見込みがあるならば、その治療をしてほしいと思います」

長女：「元気な頃、父は心臓移植はしたくないと言っていました。兄がVADを勧めたからこんなことに……」

　家族それぞれの思いを援助的コミュニケーション (傾聴、承認、共感) で受け取り、家族がベッドサイドでできること (話しかける、ケアを一緒に行うなど) を提案するとともに、家族の体調管理も患者が望むことであると話した。面談終了後、直ちにがん緩和ケアチームは、主治医・医療スタッフへ家族の気持ちを伝えた。

　主治医チームによる病状説明の場では、家族から直接主治医に対して不安や質問、家族間の意見相違が表出された。1週間後の面談で家族は「RVAD装着を含めた侵襲的治療の追加は受けない」ことを選択された。その後、病棟スタッフが家族面会時ケアの工夫を実行し、家族の表情は穏やかになった。

妻：「体拭きとか、マッサージをさせてもらってありがたいです。今までは、ここ (ベッドサイド) に来てもそばに突っ立っているだけ。何かしてあげたいけどどうしたらよいのか分からなくて、主人に申し訳なく感じていました。今は『気持ちがいいよ』って喜んでくれているような気がします」

　その後、播種性血管内凝固 (DIC)、多臓器不全が進行し、動脈圧低下が見られた時点で医療スタッフと家族との協議の上VAD停止、死亡確認となった。……

症例を振り返って

　意識のない本人の代わりに、家族に深刻な決断を促す場面から緩和ケアチームの介入が開始された症例でした。VAD挿入という厳しい選択の後、家族の中で以下のような葛藤が混在していたと考えられます。

・命の終わりという現実が突き付けられた時に、それまでの希望を変更して侵襲的治療が行われたこと
・患者の迷いを家族が押し切る形でVAD装着となったこと
・手術前に患者となかなか本音で語り合えなかったこと

・家族内での意見の対立が明らかになったこと
・「素人なので先生にお任せします」と言い続けてきた苛立ちや情けなさが
　あったこと

　重要な面談の前に気持ちや考えを整理する場を持てたことは、家族にとってよかったのではないかと思われます。しかし、もっと早期にアドバンス・ケア・プランニング（以下、ACP）を開始し、本人や家族を緩和ケア的視点でサポートすべきだったかもしれません。
　本症例を契機に、がん緩和ケアチームがVADカンファレンスに参加することになり、その後のHST設立へとつながりました。現在は、重症心不全と診断された時点から、多職種カンファレンスで情報共有が開始され、ACPの進め方や患者・家族の意見の相違、不安への対応について、早期から介入できる環境になっています。

久留米大学病院で行われている協働

　久留米大学HSTは**図1**のように、外来看護師によるサポート面談を中心に、（1）心不全多職種支援・再入院予防への心不全教育、（2）心不全緩和ケア、（3）植込み型補助人工心臓チームの役割を多職種チームで担っています。そして、がん緩和ケアチームがそれらの活動をバックアップしています。
　具体的には以下のような協働をしています。

（1）がん緩和ケアチームカンファレンス（1回／週）
　　循環器内科医師・循環器外来看護師が参加し、HSTでの難渋症例について相談
（2）外来HSTカンファレンス（1回／2カ月）
（3）病棟HSTカンファレンス（1回／週）
（4）書類・パンフレット作成協力
　　・循環器内科の「事前指示書」作成のアドバイス
　　・「ACPの手引き」；循環器病棟スタッフがアドバンス・ケア・プランニング（ACP）を実践するためのガイド
　　・「心不全と上手に付き合っていくための心不全共本」；ACPを意識した患者説明用パンフレット

図1 久留米大学心不全支援チーム (Heart failure Support Team : HST)

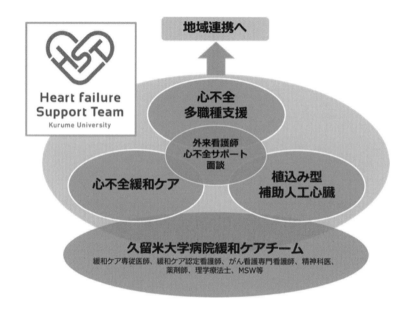

　　・「からだとこころの質問票（心不全版）」；心不全患者の"つらさ"をスクリーニングするアンケート（がん患者質問票を改編）
（5）外来看護師心不全サポート面談の支援（緩和ケアチーム看護師の同席・アドバイスなど）

協働のためのチェック項目

　がん緩和ケアチームが持つ緩和ケアの知識、コミュニケーション力、コンサルティング力、組織横断経験を応用した活動は、心不全緩和ケアシステムの構築にも有用です。今回、協働のためのチェック項目（**図2**）をまとめてみました。これを参考に、気負わずに心不全疾患と向き合ってみてください。「何か困ったことがあったらお声かけください。一緒に考えましょう」の一言で、きっと協働の一歩が踏み出せます。
　今日から、あなたの施設でも心不全緩和ケアチーム始動ですね！

図2　心不全緩和ケアチームと協働するためのチェック項目

＜チェック項目の利用法＞

i)からiii)はいずれもコミュニケーションがカギとなります。

●多職種の力が必須→職種間コミュニケーションへの留意

・相手への尊敬の意を持ちつつ、いつでも気軽に相談できる関係づくり

・"人と人をつなぐ作業"に長けている職種の看護師主軸のカンファレンス

　NG! 上下関係を意識して、一方的に話す、あるいは話さない

・誰もが受け取り、利用できる情報の工夫

　専門用語・概念の使用回避、具体的な行動に落とし込むための言語化、目的の明確化など

・キーワードは「一緒に考える過程」

協働のためのチェック項目

i.　多職種チーム医療のちから

□　多職種カンファレンス

□　情報共有のための項目確認

□　顔の見える関係づくり

□　担当医療福祉従事者へのねぎらい、アドバイス、サポート（立ち会いを含む）

□　精神疾患（不安、抑うつ、せん妄など）併発時のアドバイス

ii.　組織横断・コンサルテーション型の提案

□　心不全緩和ケアチームへの提案中心の関わり

□　循環器科以外への心不全緩和ケアチーム活動のサポート

iii.　基本的・援助的コミュニケーション

□　意思決定支援時の同席

□　Advance Care Planning（ACP）のサポート

iv.　薬物療法

□　病期[1]

□　腎機能低下の有無[1][2]

□　モルヒネの導入（使用理由別頻度は、呼吸困難感＞＞咳嗽＞痛み）[2]

□　鎮静の導入（患者・家族への鎮静剤使用の説明方法、使用薬）[2]

参考文献

1）病状と予後の評価

　柴田龍宏、福本義弘：II-2　心不全の病状と予後の評価；心疾患COPD神経疾患の緩和ケア　がんと何が同じで、どこがちがうか. 青海社、緩和ケア 2017年6月増刊号：022-8.

2）症状緩和のための薬剤

　大石醒悟：II-3　おもな身体症状への治療介入法　－評価から薬物療法、非薬物療法の実践まで－；心疾患COPD神経疾患の緩和ケア　がんと何が同じで、どこがちがうか. 青海社、緩和ケア 2017年6月増刊号：029-38.

第10回

癌とHIVだけじゃない！
心不全も緩和ケアの時代

診療報酬で末期心不全が緩和ケアの適応に

大森 崇史（飯塚病院 緩和ケア科／ハートサポートチーム代表）

　日本循環器学会の急性・慢性心不全ガイドラインが改訂され、心不全の治療目標の中に「緩和ケア・終末期ケアの推奨」が盛り込まれました。また、2018年の診療報酬改定では、緩和ケアの適応疾患に「末期心不全」も加わっています。緩和ケアの現場は、この2つの動きをどのように受け止めるべきなのでしょうか。

　2018年3月、日本循環器学会の急性・慢性心不全ガイドラインが7年ぶりに改訂されました。新たに、心不全への治療目標として緩和ケア・終末期ケアが推奨されることが明記されたのが特徴の1つです（図1）。

図1　心不全のリスクとその進展ステージ（急性・慢性心不全診療ガイドライン[1]）

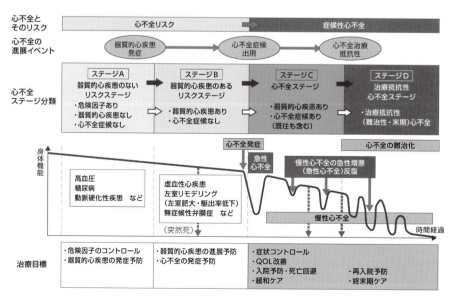

そして2018年の診療報酬改定により、同年4月から、緩和ケアの適応疾患が拡大しました。今までは「癌」と「HIV」だけでしたが、新たに「末期心不全」も適応となりました（**表1**）。

こうした動きは、日本における高齢化の進行、食の欧米化、循環器医療の進化などによって、末期心不全患者が増えることが予想され、その対策が社会的問題として認知されてきていることによります。

従来、全国の緩和ケアチームは、ほぼ「癌」を対象として活動を行っています。果たして、既存の緩和ケアチームは、このまま「末期心不全」の緩和ケアも対象

表1　2018年の診療報酬改定により緩和ケアの適応疾患が拡大

【 II-1-1 緩和ケアを含む質の高いがん医療の評価 -2 】

2 緩和ケア診療加算等の要件の見直し 骨子〈II-1-1（2）〉

第1 基本的な考え方
進行した心不全の患者に対する緩和ケアを評価する観点から、緩和ケア診療加算及び有床診療所緩和ケア診療加算について、末期心不全の患者を対象に追加する。

（中央社会保険医療協議会の資料から）

表2　末期心不全緩和ケアの算定要件

末期心不全の患者は、以下のアからウの基準に該当し、エからカまでのいずれかの基準に該当するもの

ア	心不全に対して適切な治療が実施されていること
イ	器質的な心機能障害により、適切な治療にもかかわらず、慢性的にNYHA重症度分類IV度の症状に該当し、頻回または持続的に点滴薬物療法を必要とする状態であること
ウ	過去1年以内に心不全による急変時の入院が2回以上あること
エ	左室駆出率20%以下である場合
オ	医学的に終末期であると判断される場合
カ	エまたはオに掲げる場合に準ずる場合

に加え、同じように活動できるのでしょうか?

末期心不全緩和ケアの算定要件とは

　今回、対象となる末期心不全には、次のような算定要件が提示されています（**表2**）。以下、各項目について見ていきましょう。

　「ア」において、非癌疾患である心不全の場合は「血行動態の最適化」が最大の症状緩和となります。適切な治療とは、薬物療法と非薬物療法（運動療法、生活指導、患者教育）です。薬物療法について、急性・慢性心不全治療ガイドライン[1]では**図2**のように紹介されています。

　今回のガイドライン改訂版では、左室駆出率（Ejection Fraction：EF）の違いに応じて異なる治療選択が示されたのが特徴の1つです。このため、今後は、一人ひとり異なる血行動態を評価し、薬剤を選択し調整する必要があります。また、心不全の終末期においては、薬物療法の取捨選択についても考える必要がある

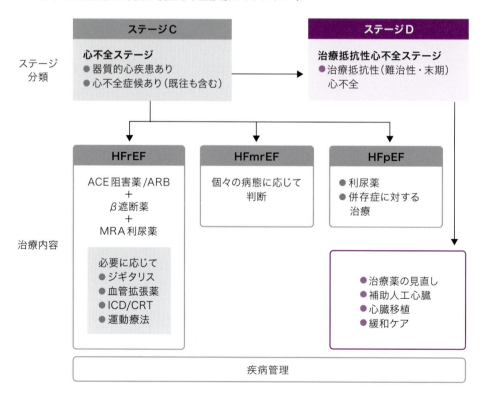

図2　心不全と薬物療法（急性・慢性心不全診療ガイドライン[1]）

のです。ですが、終末期にどの薬剤を残すべきなのかは明らかになっていません。

　「イ」において、NYHA重症度分類Ⅳ度とは「心疾患のためいかなる身体活動も制限され、心不全症状や狭心痛が安静時にも存在し、わずかな労作でこれらの症状は増悪する」状態のことです。心不全の点滴薬物療法にはカルペリチド（商品名ハンプ）やドブタミン、フロセミドなどが挙げられます。

　「ウ」において、「1年間に2回以上入院を繰り返す」ことが条件として記載されているのも注目点です。米国における慢性心不全の急性増悪による再入院は、退院後早期と死亡直前の2つの時相に多く発生することが知られています[2]。また、心不全再入院の頻度は、進行した心不全の指標として考えられています。

緩和チームの専従要件が緩和される

　今回の診療報酬改訂では、緩和チームの専従要件[3]が緩和されたのも特徴の1つです。改定後の要件を表3に示します。

　表3の通り「診察する患者数が1日に15人以内」である場合、かつては8割以上を当該業務に従事する「専従」が必要でしたが、今回の診療報酬改訂では、いずれも5割以上を当該業務に従事する「専任」でよいことになりました。

　しかし、今回の改訂では、緩和ケアチームを構成する人員の循環器診療に関する経験や資格については明記されませんでした。例えば、ウの看護師は「5年以上悪性腫瘍患者の看護に従事した経験を有し、緩和ケア病棟等における研修を

表3　緩和チームの専従要件が緩和

当該保険医療機関内に、以下の4名から構成される緩和ケアに係るチーム（以下「緩和ケアチーム」という）が設置されていること。

ア	身体症状の緩和を担当する常勤医師
イ	精神症状の緩和を担当する常勤医師
ウ	緩和ケアの経験を有する常勤看護師
エ	緩和ケアの経験を有する薬剤師

なお、ア～エのうちいずれか1人は専従であること。ただし、当該緩和ケアチームが診察する患者数が1日に15人以内である場合は、いずれも専任で差し支えない。

図3 飯塚心不全ケアモデルの概要

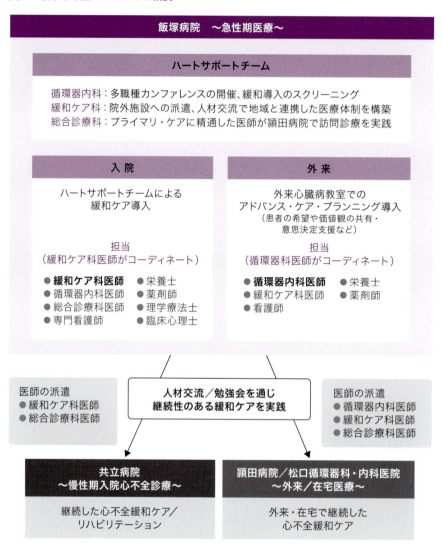

修了している者」とされています（**表4**、文末に掲載）。つまり、この点を見る限り、循環器単科病院では算定要件をクリアできない可能性が高いのです。

心不全の緩和ケアはどうあるべきか

　心不全では、寛解と増悪を繰り返すことや治療の強化が症状の緩和につながることなど、癌とは異なる疾病経過をたどります。では、従来の緩和ケアチームが末期心不全の緩和ケアを行うにはどうすればよいのでしょう。

図4　心不全患者の診療の流れから見たハートサポートチームが担う役割

スタッフの緩和ケア啓発	地域連携

救急搬送	緩和ケア	在宅医療

外来受診	入院	心不全治療	退院	外来通院

紹介受診	患者教育	患者支援

心不全患者の包括的ケアのためのシステム整備

臨床研究・学会活動

　当院では2017年5月に心不全の緩和ケアを行うチーム「ハートサポートチーム」を創設し、地域と一体になって心不全の緩和ケアに取り組んできました[4]。「飯塚心不全ケアモデル」と称していますが、その全体像を**図3**に示します。

　飯塚心不全ケアモデルの特徴は、循環器内科と緩和ケア科、さらに総合診療科が一体となって、ハートサポートチームを構成している点です。チームは、外来と入院のそれぞれで活動を展開しています。外来では循環器内科医師が、入院では緩和ケア科医師がそれぞれコーディネートに当たっています。

　急性期医療を担う飯塚病院にとどまらず、慢性期入院や在宅医療の現場と連携している点も特徴です。図3にあるように、連携施設である共立病院では慢性期入院の心不全診療を、頴田病院や松口循環器科・内科医院では外来と在宅で継続した心不全緩和ケアに取り組んでいます。

　ハートサポートチームは、医師の派遣はもちろん、人材交流や勉強会などを通して、急性期から慢性期、入院から外来、さらに在宅へと継続性のある緩和ケアを実践する体制となっています。

　当院における心不全診療の流れと、ハートサポートチームが担っている役割について、もう少し詳しくお示しします。

　図4はハートサポートチームが心不全診療において付加価値をつけることができるか、バリュー・チェーン[5]の考え方を参考に、1回の入院における心不全診療の流れを描いたものです。心不全診療において、緩和ケアは診断、治療、予防と並んで重要な構成要素ですが、従来の心不全診療モデルでは人員や知見が不足し実施が困難でした。ハートサポートチームでは、緩和ケアの実践、啓発、システ

ム整備の観点で診療に加わることで、心不全診療の質を高めようとしています。

医師に必要な取り組みとは

では、心不全緩和ケアに対応する医師には、どのような取り組みが求められるのでしょうか——。

著者は、当院の循環器科で専門研修を終え、現在は緩和ケア科に所属してハートサポートチームの一員として活動しています。循環器病センターの多職種カンファレンスや心不全カンファレンスに参加し、末期心不全の症例や症状緩和に難渋する症例、在宅医療への連携を必要とする症例に対応する日々を送っています。その中では、特に主治医や担当看護師と密にコミュニケーションをとることを重視し、医療者間のギャップがあればそれを埋めることを意識して取り組んでいるところです。

また、2016年の「九州心不全緩和ケア深論プロジェクト[6]」の立ち上げにも参加しました。プロジェクトでは、全10回・5カ年の計画で活動を展開しています。過去4回で、全国から500人以上の医療者に参加いただき、困難症例に関する深い議論（＝深論）を通じて心不全緩和ケアについて学び、仲間をつくる場となっています。私たちの取り組みが、皆様の心不全緩和ケア実践において、少しでも参考になれば幸いです。

表4 緩和ケア診療加算に関する施設基準など[3]

第14 緩和ケア診療加算

1 緩和ケア診療加算に関する施設基準

（1） 緩和ケアチームの要件（75ページ表3参照）

（2） 緩和ケアチームの構成員は、外来緩和ケア管理料に係る緩和ケアチームの構成員と兼任であって差し支えない。 また、悪性腫瘍患者に係る緩和ケアの特性に鑑み

て、専従の医師にあっても、緩和ケア診療加算を算定すべき診療及び外来緩和ケア管理料を算定すべき診療に影響のない範囲において、専門的な緩和ケアに関する外来診療を行って差し支えない。（ただし、専門的な緩和ケアに関する外来診療に携わる時間は、所定労働時間の2分の1以下であること。）

（3）（1）のアに掲げる医師は、悪性腫瘍患者又は後天性免疫不全症候群の患者を対象とした症状緩和治療を主たる業務とした3年以上の経験を有する者であること。

（4）（1）のイに掲げる医師は、3年以上がん専門病院又は一般病院での精神医療に従事した経験を有する者であること。

（5）（1）のア及びイに掲げる医師は、以下のいずれかの研修を修了している者であること。また、後天性免疫不全症候群の患者に対して緩和ケアに係る診療を行う場合には下記研修を修了していなくてもよい。

　ア　がん等の診療に携わる医師等に対する緩和ケア研修会の開催指針に準拠した緩和ケア研修会

　イ　緩和ケアの基本教育のための都道府県指導者研修会（国立研究開発法人国立がん研究センター主催）等

（6）（1）のウに掲げる看護師は、5年以上悪性腫瘍患者の看護に従事した経験を有し、緩和ケア病棟等における研修を修了している者であること。なお、ここでいう緩和ケア病棟等における研修とは、次の事項に該当する研修のことをいう。

　ア　国及び医療関係団体等が主催する研修であること。（600時間以上の研修期間で、修了証が交付されるもの）

　イ　緩和ケアのための専門的な知識・技術を有する看護師の養成を目的とした研修であること。

　ウ　講義及び演習により、次の内容を含むものであること。
　　（イ）ホスピスケア・疼痛緩和ケア総論及び制度等の概要
　　（ロ）悪性腫瘍又は後天性免疫不全症候群のプロセスとその治療
　　（ハ）悪性腫瘍又は後天性免疫不全症候群患者の心理過程
　　（ニ）緩和ケアのためのアセスメント並びに症状緩和のための支援方法
　　（ホ）セルフケアへの支援及び家族支援の方法
　　（ヘ）ホスピス及び疼痛緩和のための組織的取組とチームアプローチ
　　（ト）ホスピスケア・緩和ケアにおけるリーダーシップとストレスマネジメント
　　（チ）コンサルテーション方法
　　（リ）ケアの質を保つためのデータ収集・分析等について

　エ　実習により、事例に基づくアセスメントとホスピスケア・緩和ケアの実践

（7）（1）のエに掲げる薬剤師は、麻薬の投薬が行われている悪性腫瘍患者に対する薬学的管理及び指導などの緩和ケアの経験を有する者であること。

（8）（1）のア及びイに掲げる医師については、緩和ケア病棟入院料の届出に係る担当医師と兼任ではないこと。ただし、緩和ケア病棟入院料の届出に係る担当医師が

複数名である場合は、緩和ケアチームに係る業務に関し専任である医師については、緩和ケア病棟入院料の届出に係る担当医師と兼任であっても差し支えないものとする。

（9）　症状緩和に係るカンファレンスが週1回程度開催されており、緩和ケアチームの構成員及び必要に応じて、当該患者の診療を担う保険医、看護師、薬剤師などが参加していること。

（10）当該医療機関において緩和ケアチームが組織上明確に位置づけられていること。

（11）院内の見やすい場所に緩和ケアチームによる診療が受けられる旨の掲示をするなど、患者に対して必要な情報提供がなされていること。

（12）緩和ケア診療加算の注4に規定する点数を算定する場合には、緩和ケアチームに、緩和ケア病棟において悪性腫瘍患者の栄養食事管理に従事した経験又は緩和ケア診療を行う医療機関において栄養食事管理（悪性腫瘍患者に対するものを含む。）に係る3年以上の経験を有する専任の管理栄養士が参加していること。

（13）がん診療の拠点となる病院とは、「がん診療連携拠点病院等の整備について」（平成26年1月10日健発0110第7号厚生労働省健康局長通知）に規定するがん診療連携拠点病院等（がん診療連携拠点病院［都道府県がん診療連携拠点病院及び地域がん診療連携拠点病院］、特定領域がん診療連携拠点病院及び地域がん診療病院）又は「小児がん拠点病院の整備について」（平成24年9月7日健発0907第2号厚生労働省健康局長通知）に規定する小児がん拠点病院をいう。特定領域がん診療連携拠点病院については、当該特定領域の悪性腫瘍の患者についてのみ、がん診療連携拠点病院に準じたものとして取り扱う。以下同じ。

　　　また、がん診療の拠点となる病院又は公益財団法人日本医療機能評価機構等が行う医療機能評価を受けている病院に準じる病院とは、都道府県が当該地域においてがん診療の中核的な役割を担うと認めた病院又は公益財団法人日本医療機能評価機構が定める機能評価（緩和ケア病院）と同等の基準について、第三者の評価を受けている病院をいう。

参考文献

1）班長 筒井裕之：日本循環器学会/日本心不全学会合同ガイドライン、急性・慢性心不全診療ガイドライン（2017年改訂版）

2）Desai AS, Stevenson LW:Rehospitalization for Heart Failure Predict or Prevent? Circulation. 2012;126:501-6.

3）基本診療料の施設基準等及びその届出に関する手続きの取扱いについて（厚生労働省、平成30年3月5日）

4）厚生労働省健康局がん・疾病対策課、心不全に対する緩和ケアの取組事例　心不全に対する緩和ケアの取組事例

5）M.E.ポーター『競争優位の戦略－いかに高業績を持続させるか』（ダイヤモンド社、1985年）

6）九州心不全緩和ケア深論プロジェクト

第11回

在宅医が心不全緩和に関わる時

退院前カンファレンスで「事前打ち合わせ」を

池田 真介（きずなクリニック）

　筆者は、地域基幹病院における循環器専門医としての勤務を経て、現在は在宅療養支援診療所の院長として訪問診療に携わっています。対象疾患は、癌の末期、神経難病、脳血管疾患、認知症など多岐にわたります。循環器疾患の中で訪問診療の対象となるのは、主に重症心不全患者です。

　ご存じの通り、日本循環器学会や日本心不全学会など循環器系の学会だけでなく、日本緩和医療学会や日本プライマリ・ケア連合学会においても心不全緩和ケアに関するセッションが設けられるようになるなど、近年、心不全緩和ケアの重要性が幅広く認識されるようになりました。一方で、心不全緩和ケアに強い関心はあっても、具体的な取り組みは、依然として各方面で模索中であるというのも事実です。そこで今回は、在宅医の立場から心不全緩和ケアについて考えてみたいと思います。

心不全患者におけるアドバンス・ケア・プランニング

　あらゆる疾患の終末期の患者は、全人的苦痛（身体的苦痛、心理的苦痛、社会的苦痛、スピリチュアルペイン）が生じます。加えて、心不全の場合は、重症度が高いほど、うつ罹患率も高くなります（臨床講座第8回参照）。

　こうした苦痛には、いわゆるアドバンス・ケア・プランニング（Advance Care Planning：ACP）により、対応します。ACPとは「将来の意思決定能力低下に備えて、治療方針や療養についての気がかりや自分が大切にしてきた価値観を、患者・家族と医療者が共有しケアを計画する包括的なプロセス」です。これにより、患者や家族の苦しみを予防したり和らげたりして、生活の質（Quality of Life；

図1　死に至るまでの経緯

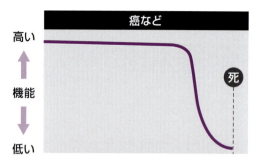

比較的長い間、機能は保たれ、最後の2カ月ぐらいで急速に機能が低下する経過をたどる

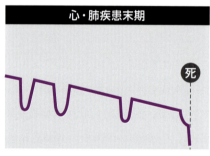

急性増悪を繰り返しながら徐々に機能が低下し、最後は比較的急な経過をたどる

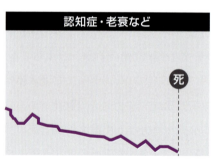

機能が低下した状態が長く続き、ゆっくりと徐々に、さらに機能が低下していく経過をたどる

（参考文献：JAMA.2001;285:926-32. Medical Asahi.2006;80-1.）

QOL）を改善する[1]のです。

　しかし、心不全は寛解・増悪を繰り返す病みの軌跡（**図1**）をたどることから、予後予測や治療の差し控えの判断が困難であり、ACPは遅れがちである[2]ことが指摘されています。

退院前カンファレンスを行ったものの……

　実際の症例をもとに、心不全患者へのACPについて見ていきましょう。

症例

症例：60歳代後半の男性Ａ氏

　18年前に拡張相肥大型心筋症（D-HCM）と診断され、持続性心室頻拍に対して植込み型除細動器が挿入されていました。その後、慢性心不全急性増悪による入院が年2回以上となり、4年前に両室ペーシング機能付き植込み型除細動器（CRT-D）にアップグレードされました。しかし、2年前からはさらに慢性心不全急性増悪による入退院の頻度が年4回と増加し、入院間の在宅療養期間も短くなったため、入院中に当院へ訪問診療の相談が入り、退院前カンファレンスに参加となりました（表1参照）。

表1　退院前カンファレンスにて話し合われたこと

参加者：　患者・入院担当医・看護師・ソーシャルワーカー・理学療法士・訪問診療医・訪問看護師・ケアマネジャー

退院前カンファレンスで話し合われたポイント：

❶ NYHA Ⅲの心不全の状態であり、標準治療への反応が乏しくなっている

❷ 可能な限り長く在宅での療養を希望している

❸ 独居であり、6人兄弟のうち交流があるのは姉のみ。しかし姉は遠方在住の上、身体が不自由で最近の交流は少ない

❹ 介護保険を用いて、生活全般の支援を行う

❺ 心不全増悪予防に在宅持続陽圧呼吸療法用治療器（Adaptive servo-ventilation：ASV）を導入し、訪問リハビリテーションにて心臓リハビリテーションを継続する

❻ 紹介病院の外来を継続（1回/月）し、その間は当院の24時間往診体制の訪問診療にて在宅療養をサポートする

❼ 心不全増悪時は、夜間も含め紹介病院で入院を受け入れる

表1の退院前カンファレンスでは、病状や治療、サポート体制の確認のみに終始してしまいました。そのため、A氏の病状の理解や意向についての話し合いには至りませんでした。

　退院後すぐに心不全再増悪を来し、訪問診療では利尿薬投与などの薬物治療に終始し、ACPを行う間もなく紹介病院に再入院となりました。

　2カ月ほどの入院治療にて心不全は寛解し、利尿薬を中心とする薬物治療がさらに強化されました。再度退院前カンファレンスを経て退院となりましたが、前回と同様に病状や治療、サポート体制の確認に終始してしまい、残念ながらA氏の病状理解や今後の意向についての話し合いに至りませんでした。しかし、前回の訪問診療の反省から、A氏の病状理解や今後の意向の確認なしには在宅療養のサポートは難しいと判断。訪問診療時に初めてA氏に末期心不全で終末期に移行しつつあることを伝え、A氏の意向について確認することにしました。

　その時の話し合いは以下のようでした。

私：「心不全がすぐに悪化し、ご自宅で過ごせる期間は短く、入院期間も長くなってきていますが、ご自身のご病気をどのように考えられていますか?」

A氏：「病気になってから長いですけど、家の中を少し動くだけで息が苦しくなるし、もう限界なのかなって思います」

私：「今までの治療の経過で、もう限界だと思われるようになったのですね」

　　　　　　……（しばらく沈黙）……

A氏：「先生は私があとどのくらい生きることができると思いますか?」

私：「心不全の方がどのくらい生きられるのかは、癌と違って予側が難しいのですが、Aさんの心不全の状態だと、1年後にはご自宅で過ごせなくなっている可能性があるかと思います」

　　　　　　……（しばらく沈黙）……

A氏：「1年後に死んでしまうこともありますか?」

　　　　　　……（しばらく沈黙）……

私：「正直、可能性としては否定できません」

　　　　　　……（しばらく沈黙）……

A氏：「そうですか……それなら、なるべく家で過ごしたいですね。入院は気を使うので、気が休まりません」

私：「また心不全が悪化した時には、入院はどうされますか?」

A氏：「自宅でできる治療でいいので、なるべく入院は避けてください。ただ、息苦しくなって限界になったら、入院は仕方ないと思います。最期が入院になって

もいいです。死ぬ場所は病院でもいいです」

私　：「亡くなる時のことをお話しされましたが、急に心臓が止まってしまった時の蘇生処置については、どのように考えていますか?」

A氏：「心臓マッサージは受けたくないですね。心臓マッサージをするまでになったら、私はもう限界だと考えていますから……。でも、心臓マッサージをしないと苦しいですか?」

私　：「意識がなくなっているので、苦しさは感じないと思います」

A氏：「それを聞いて安心しました。そのまま楽になりたいので、看取ってください。心臓が止まるまでは十分に気をつけていきますけど……」

疎遠でも家族へのアプローチは怠らずに

　その後も心不全増悪で再入院がありましたが、現在は5カ月ほど入院せずに在宅療養を継続することができています。在宅療養で長く安定している理由として、ACPを通じてA氏の病状理解が進んだことがあります。また、循環器薬の調整や生活習慣についてA氏と協議し決定することができるようになり、在宅における心不全コントロールの質が向上していることが考えられます。

　私は、訪問診療でACPを繰り返す中で、A氏が意思決定能力を失った際の代理意思決定者の必要性を感じました。A氏自身も家族の考えを確認したい意向を示されたため、遠方に住む姉に訪問診療時に同席をしていただきました。

　家族も本人の意向に寄り添われ、本人の意思決定ができなくなった際の代理意思決定者になることにも快く同意され、書面作成に至りました。本邦では患者自身が家族の積極的な意思決定への参画を望んでおり、家族が意思決定の中核を担うという文化背景 [3][4] がありますので、独居で家族が疎遠と思われるケースでも、家族へのアプローチを怠ってはいけないものと改めて認識しました。

基幹病院と在宅医の連携にある課題

　訪問診療のACPで確認した内容は、随時紹介病院の担当医や他の事業所にも情報提供し、紹介病院でのACPにも活用しています。

　しかし、本症例において1回目の退院前カンファレンスで、本人の病状理解や今後の意向確認への話し合いがなかったことは今後改善すべき点です。在宅医は退院前カンファレンスでは患者・家族と初見であり、患者・家族がどこまで病状

や予後について理解しているか分からず、カンファレンスの中で発言をするのははばかられる現状があります。入院担当医とも初見になることがほとんどですので、カンファレンスはどうしても治療経過や今後の管理についての情報伝達のみに終始してしまう傾向があります。

別の症例ではありますが、あらかじめ病院スタッフと在宅スタッフのみでカンファレンスを開始し、十分に情報共有を行った後に患者・家族に入室してもらったことがありました。その際は、カンファレンスの場で本人の病状理解や今後の意向確認への話し合いを速やかに行うことができました。

こうした退院カンファレンスにおける「事前打ち合わせ」は、1つの解決策になるかもしれません。また、退院前カンファレンスでは、入院担当医や在宅医だけではなく家族の都合も合わせなければなりませんので、すべてのスタッフが参加できない中でのカンファレンスもありますし、むしろそのようなケースが多いと思います。

入院担当医が不参加のカンファレンスでもACPを退院後も速やかに継続できるように、どの基幹病院でも多職種協働のチームをつくり、ACPをチームとして行っていただくよう、在宅医の立場からは切に願います。心不全緩和ケアには、早期からの継続的なACPを多職種で行うことが必須です。そのためにも基幹病院と在宅医の連携は、今後も検討されるべき課題を抱えていると思います。

参考文献

1) Karen M Detering,et al. The impact of advance care planning on end of life care in elderly patients: randomized controlled trial. BMJ. 2010; 340: c1345.

2) Simon Stewart, et al. Palliative care for heart failure. Time to move beyond treating and curing to improving the end of life. BMJ. 2002; 325(7370): 915–6.

3) Pardon K, et al. Preferred and actual involvement of advanced lung cancer patients and their families in end-of-life decision making: a multicenter study in 13 hospitals in Flanders, Belgium. J Pain Symptom Manage. 2012; 43: 515-26.

4) Schäfer C, et al. Medical decision-making of the patient in the context of the family: results of a survey. Support Care Cancer. 2006; 14: 952-9.

第12回

心不全に伴う症状緩和に漢方を生かすには

標準治療でも取り切れない時の選択肢に

土倉 潤一郎（土倉内科循環器クリニック）

私は西洋医学（主に循環器内科）と漢方医学を、ほぼ同じ期間、学んできました。そこで感じたことは、**「どちらの医学も必要であり、お互いの利点を生かすことが患者の利益になる」**です。例えば、冷え性、風邪、胃腸疾患、月経関連疾患、気候の変化で悪化する頭痛、めまいなどは、漢方薬の使用頻度が多い分野と思います。一方で、循環器内科の分野においては、西洋薬が第一選択となることが多いですが、それでも取り切れない症状には漢方薬を使用します。

心不全の予後改善効果の面では確立したものがありませんが、"心不全に伴う症状の緩和"にはいくつか漢方薬も有用と思われます。**標準治療を行っているにもかかわらず、患者が困っている場合にはぜひ漢方薬を検討してみてください。**新たな治療選択肢があることは患者だけでなく医療者にとっても救いになりますし、効果を認めた際にはともに喜ぶことができます。

今回は総論を中心に記述させていただき、心不全患者に伴う代表的な苦痛症状[1)2)]への具体的な漢方処方に関しては、ポイントを絞って提示いたします。難しい漢方理論などにつきましては、他書を参考にしていただきたいと思います。

漢方の視点から見た心不全患者の特徴

漢方には陰（冷え）・陽・気・血・水といったように漢方独自の視点（病態把握）があります。心不全患者にはどの病態も絡んでいることがありますが、その中でも特徴は**"水毒"**と**"冷え"**と思います。

そして、病態とは異なりますが、心不全と漢方で密接な関係にあるのが**"多剤"**です。

87

（1）水毒について

　水毒とは"**体液の偏在**"を表します。溢水や脱水、またはそれらが混在する場合も含まれます。例えば、急性腸炎（下痢と血管内脱水）、低アルブミン血症を伴う浮腫、二日酔いなどが典型的です（二日酔いは脳浮腫による頭痛や嘔気、むくみなどがある一方で、血管内は脱水で口渇がある状態）。

　また、水毒の治療薬を**利水薬**といいます。利水薬には体液の偏在を是正し正常に戻そうとする働きがあります。フロセミドほど利尿効果が強くありませんが、**大量に服用しても脱水になることはなく、電解質にも影響しない便利な薬です**[3)4)]。利水薬の代表である五苓散（ごれいさん）には水輸送チャネルであるアクアポリン（AQP）を介する働きがある[5)]といわれており、様々な水毒症状に使用します。

〈水毒症状〉

浮腫　胸水　腹水　めまい（内リンパ水腫）　**曇天などの低気圧時に悪化する諸症状**（頭痛、倦怠感、関節痛など）　**水様性下痢　水様性鼻汁　脳浮腫　二日酔い**など

　　→**利水薬**（例：五苓散）の適応

（2）冷えについて

　特に**経過の長い心不全患者**は低灌流、循環不全、β遮断薬、加齢などの影響で**体が冷えやすい傾向**にあります。心不全患者が慢性的に困っている症状には冷えが要因となっていることも多く、**温める漢方薬（温熱薬）**で奏効することも少なくありません。例えば、心不全患者の食欲不振、慢性下痢、倦怠感などに、温熱薬の適応は多いようです。

〈冷えが関与する症状〉

冷え性の人が有する諸症状　身体の冷感　**気温の低下（季節・冷房）や冷たい飲食物の摂取などで冷えると悪化する、**または衣類や入浴などで**温めると改善する症状**（腹痛、下痢、頭痛、しびれ、関節痛）

　　→**温熱薬**（例：真武湯［しんぶとう］や人参湯［にんじんとう］）の適応

　利水薬や温熱薬は西洋薬に同様のものがないことから、貴重な薬剤と思われます。

（3）多剤について

　多剤を服用している心不全患者の場合、漢方薬を断念する例は多く、継続していただくために**ちょっとした工夫が必要**になります。漢方薬は味や形状が飲みづらいなどの難点もあるため、それを上回るだけの利点がないと患者も受け入れられません。よって、**「どのような薬なのか、効果が得られる可能性があるのか」**についてしっかりと説明する必要があります。また、場合によっては「食前でなく食後の服用」「白湯に溶かして（または溶かさずに）ほかの錠剤と一緒に服用してもよい」などの**柔軟さも必要**になります。

説明の例

　この漢方薬はおなかを温めて下痢を改善させる漢方薬で、冷え性の方の下痢に良いといわれておりますが試してみますか？　２週間しっかり服用していただいても効果がない場合には中止します。通常は食前で処方しますが、食後でほかのお薬と一緒に服用しても構いません。飲み方は、お湯で溶かしても、そのままでも飲みやすい方法で構いません。

　では、次に心不全と代表的な付随症状に対する漢方治療について少し解説します。なお、以下の漢方薬は組み合わせて使用することも可能です。

【心不全】

・**木防已湯（もくぼういとう）**：2000年前から非代償性心不全と思われる疾患に使用されてきた漢方薬。現代でも低灌流所見や右心不全などを有する治療抵抗性の重症心不全に有効であったとの報告が散見される[6)7)]。また、木防已湯は、ラットの実験で血管平滑筋や血管内皮へ作用し、大動脈・肺動脈において弛緩あるいは収縮と調整的に働くことが示されており[6)8)]、前負荷や後負荷を軽減したい心不全に優先される。

・**五苓散（ごれいさん）**：利水薬の代表的漢方薬で心不全にも頻用される[9)10)]。胸水や浮腫などのサードスペースへ移動した水分代謝不均衡がある場合に優先される。

【呼吸困難感（心因性）】

・**半夏厚朴湯（はんげこうぼくとう）**：抗不安作用があり、器質的な異常がないにもかかわらず呼吸困難感を自覚する場合に使用する。"咽喉頭異常感（喉の詰まっ

た感じ)""息が吸いづらい""深呼吸をしたい感じ""喉に痰がある感じがする(去痰作用もある)"などの症状にも良い。

【倦怠感】

　2剤とも補気(気を補い元気をつける)作用がある。

・補中益気湯 (ほちゅうえっきとう)：冷え性でない場合に使用する。免疫系賦活作用[11]があり、感染症の予防にも期待できる。

・真武湯 (しんぶとう)：冷え性の場合に使用する。「横になりたい」などの比較的強い倦怠感であることもある。効果不十分な場合には人参湯 (にんじんとう)を合わせる。

【食欲不振】

・六君子湯 (りっくんしとう)：冷え性でない場合に使用する。胃の水毒をさばく漢方薬であり、舌 (胃とつながっている)がむくんで歯型を認める人が典型的な適応とされている。

・人参湯 (にんじんとう)：冷え性の場合に使用する。自他覚的に心窩部が冷えている場合には優先的に使用する。

【慢性下痢】

　以下の3剤とも、胃腸を温める漢方薬 (温熱薬)。腸管が冷えているタイプの慢性下痢に使用する。冷えの下痢には"冷たい飲食物で悪化する""便臭が軽度"などの傾向がある。

・真武湯 (しんぶとう)：利水薬でもあり第一選択となる。倦怠感にも良い。

・人参湯 (にんじんとう)：食欲不振などの上部消化器症状も認める場合に使用する。

・大建中湯 (だいけんちゅうとう)：腹痛や腹部膨満を伴う場合に使用する。自他覚的に臍周囲が冷えている場合には優先的に使用する。

【めまい】

　めまいには水毒が関与していることが多く、利水薬である2剤が代表的。

・苓桂朮甘湯 (りょうけいじゅつかんとう)：頭位性や起立性のめまいに第一選択薬となる。良性発作性頭位めまい症 (BPPV)、起立性低血圧、立ちくらみなどに適応となるが、「上や横を向くとめまいが悪化する」といったBPPVの類似症状に

も幅広く対応できる。

・**真武湯(しんぶとう)**：浮遊感(ふわふわする)、動揺感(クラッとする)、斜行感(フラーッとする・斜めに歩いている感じ)といっためまい感、ふらつきに第一選択となる。温熱薬であるため冷え性が対象となるが、冷えがない場合には五苓散を使用する。

長引く下痢は避けたい状況にあった症例

最後に症例を提示します。

症例

症例：70歳代後半の男性

慢性心不全の急性増悪、虚血性心筋症、慢性腎臓病にて入院となった。標準的な治療で軽快し、退院後は外来でフォローすることに。心不全のコントロールは良好だったが、1カ月前から、徐々に水様性下痢を頻回(1日5〜6回以上)に認めた。整腸剤やロペラミドなどの止瀉薬は効果なく、感染や薬剤の関与も考えにくい状況だった。糖尿病性腎症によりCr 1.8mg/dL(eGFR 29.2mL/min/1.73m^3)で、高度の左室収縮能低下(EF20％)もあり、体液バランスの調節が難しく、長期にわたる下痢は避けたい状況にあった。自然軽快の兆候はなく、漢方薬の処方を検討した。

細身で顔色は青白く、食欲不振や倦怠感を認め、冷え性であった。また、冷たい飲食物で下痢が悪化するため控えているとのこと。

人参湯エキス1回1包1日3回を処方

経過：2週間後、「1カ月続いていた下痢が人参湯を飲み始めて数日後には止まり、食欲も出て、元気になった」と言われ、表情も明るくなっていた。家族も「以前はきついとしか言わなかったのが、ゴルフに行きたいと言うようになった」と喜んでいた。その後も経過良好であった。

Q1: 効果判定はいつ行いますか？

A1: 基本的には2週間〜1カ月が多いです。1カ月間、しっかり服用していただいて全く効果が見られない場合には効果なしと判断しますが、「少し良いかも」といった程度でも変化があった場合には継続します。

Q2: 副作用について教えてください。

A2: 比較的頻度の高い副作用としては、甘草による偽性アルドステロン症や黄芩（オウゴン）による肝障害などがあります。甘草や黄芩はすべての漢方薬に含まれるわけではありませんので、方剤ごとに構成生薬を調べてから、重点的に副作用チェックを行う必要があります。

Q3: どのようにして冷えの有無を判断するのですか？

A3: 「冷え性ですか？」「冷えると悪化する、温めると改善する症状はありますか？」。この2つの質問でいずれかを認めれば"冷えあり"でいいかと思います。ほかには「冷房が苦手」「熱い風呂で長湯できる」「温かい飲食物を好む」なども参考になります。

参考文献

1) Nordgren L, et al.: Symptoms experienced in the last six months of life in patients with end-stage heart failure. Eur J of Cardiovascular Nursing. 2003;2(3):213-7.

2) Hanratty B, et al.: Doctors' perceptions of palliative care for heart failure: focus group study. BMJ. 2002;325(7364):581-5.

3) 田代眞一：漢方薬はなぜ効くか——現代薬理学からの解明——. Prog in Med.1994;14:1774-91.

4) 原中瑠璃子、他：利尿剤の作用機序（五苓散、猪苓湯、柴苓湯）第1報：成長、水分代謝、利尿効果、腎機能に及ぼす影響について. 和漢医薬学雑誌, 1981;14:105-6.

5) Isohama, Y. Aquaporin Modification: A new molecular mechanism to concern pharmacological effects of goreisan. J. Pharm. Soc. Jpn. 2006;126:70-3.

6) 西田清一郎、佐藤広泰. 木防已湯の慢性心不全における新しい臨床応用の可能性について. 漢方の最新治療、2009;18(4):297-303.

7) 江崎裕敬、他. 重症難治性心不全患者における木防已湯の有用性. 日東医誌, 2016;67(2):169-77.

8) Nishida S, Satoh H. Vascular phamacology of Mokuboito (Mu-Fang-Yi-tang) and its constituents on the smooth muscle and the endothelium in rat aorta. eCAM.2007;4:335-41.

9) 薄木成一郎、西本隆. 僧帽弁置換術後の難治性胸水に対して五苓散追加が有効であった一症例. 日東医誌, 2012;63:103-8.

10) 松井龍吉、他. 低血圧症を伴う慢性心不全の水分管理に五苓散が有効であった一症例. 日東医誌, 2012;63:185-90.

11) 大野修嗣. 補中益気湯のNatural-Killer細胞活性に及ぼす影響. アレルギー、1988;37:107-14.

第13回

外来看護師の視点から考える心不全緩和ケア

「患者・家族の想いを聴く」が外来面談の神髄

中島 菜穂子（久留米大学病院 看護部／心不全支援チーム）

　私は、久留米大学病院の循環器病センター外来（循環器内科・心臓血管外科・小児循環器科の合同センター）でスタッフナースとして勤務しています。その傍ら、心不全緩和ケアを提供する「心不全支援チーム（Heart failure Support Team：HST）」のメンバーとしても活動しています（70ページの図1参照）。しかし、HSTとして特別な活動日が認められているわけではなく、外来処置室における看護業務の合間にチーム活動を行っています。

　私が2015年から行っている外来看護師心不全サポート面談は、HSTの大きな柱の1つです。数年前までは、「緩和ケアは入院している末期癌患者のためのもの」としか認識していませんでした。現在、私が目指しているのは、外来から"当たり前"のように提供される心不全緩和ケアです。「外来の心不全緩和ケアって何をするの？」という問いに一言で答えるなら、「患者・家族の想いを聴く」ことです。病院に来た「患者」は、病院から一歩出れば日常生活を営む「一個人」です。その一個人としての"想い"を聴くことが緩和ケアの大切な第一歩だと考えています。

　「心不全緩和ケアに取り組みたいけれど、日々の忙しい看護業務の中で思うように活動できない！」という悩みを抱えている看護師は、きっと多いと思います。その気持ち、とてもよく分かります。私もつい最近まで同じような気持ちでした。そこで今回、ちょっと視点を変えるだけで無理なく外来から始められる心不全緩和ケアについて、私自身の経験を交えてお話しします。

・緩和ケアってそもそも何をするの？

　患者の苦痛を軽減しようとすること、そのすべてが緩和ケアです。別に特別なことではありません。皆さんも普段から何気なく患者を励ましたり、話を聴いたり、

どうしたら苦痛が軽減するかと考えたりしていると思います。それを意図的に行い、解決に向けて、患者・家族と医療スタッフがともに考えていくこと、それが緩和ケアです[1]。

・なぜ外来で話を聴くことが緩和ケアになるの？

　病気と診断されて「患者」と呼ばれるようになると、生活環境は大きな影響を受け、また医師からは治療に関する様々な選択肢を告げられます。外来でインフォームド・コンセントが行われることも珍しくありません。そのような中、患者は身体的にも精神的にも、そして社会的にも悩みを抱えていることが多くあります。その「想い」を聴くことは、緩和ケアの重要な要素です。外来は患者の日常生活を肌で感じることのできる場所です。疾患自体がもたらす苦痛だけでなく、生活する中で何につらさを感じているかという視点を大事にしています。

・想いを聴いても、何も答えられないかもしれない

　以前は私も、コミュニケーションスキルへの不安や疾患に対する知識不足から、患者の想いに触れることが怖いと思っていました。しかし、緩和ケアチームの看護師と一緒に患者面談をしたり、関連施設の心不全認定看護師にアドバイスをもらったりしながら、疑問点を一つずつ整理していったことが、私を大きく変えました。

　院内の様々な人材が想いを共有できれば、きっとアドバイスや協力をしてくれます。周りを巻き込むことで、患者さんの想いに寄り添うことへの漠然とした不安は軽減します。今では、「傾聴するだけでいい」「分からないことは誰かに聞こう」と思っています。患者に聞かれたことにどう答えるか悩むよりも、病院の人材を把握して誰に聞くことが適切かを判断し、患者と他職種をつなぐ役目を担うために自分に何ができるかを考えるほうが、はるかに患者だけでなくすべての関係者の満足感につながるということをHST活動を通じて実感しています。

・多職種チームって必要？

　そもそもチームを立ち上げた大きなモチベーションは、「私自身の疑問点を解決したい！」という想いでした。病院の人材を把握し調整する役割については、もともと個人的に他職種に協力を依頼してきました。例えばこうです。

　治療のことが分からない→医師に聞こう！

　リハビリについての質問が多い→心臓リハビリの理学療法士に聞こう！

薬の副作用を聞かれた→薬剤師に聞こう！

食事について詳しく聞きたいといわれた→栄養相談を受けてもらおう！

こうした活動から、自然に「じゃあ一緒にカンファレンスを行って、患者の想いを共有しよう」という想いで輪が広がり、多職種チーム（HST）へと発展していきました[2]。患者の想いを様々な立場や職種で話し合うことが問題解決の最も近道となることをHSTで経験しました。

・ そうは言っても、外来で患者と話す時間や場所なんてない

確かにその通りです。急に業務が入ったり、患者と話をしたくても時間をとれなかったりは日常茶飯事です。しかし、少し視点を変えてみましょう。患者と話をするタイミングとしては、意外にも検査終了後の診察待ち時間がベストです。患者の長い待ち時間を有効に活用することもできます。話をする時間的余裕がない時も、挨拶だけでもするように心掛けています。

また、実は処置や搬送などの業務の際こそ、患者の想いを聴くチャンスです。患者と短時間でも密接に関わることができる処置が、患者といろいろな話をするきっかけになった経験は皆さんにもあるはずです。患者の何気ない、でも本音の想いを知ることで、「なぜそう思うのか？」「どうしたらよいか？」「誰につなげたらいいの？」などを考えながら処置を行うことにもつながります。

患者に処置を行いながら、そんな"何気ない"会話ができるのは、外来看護師の特権です。そして単に医療的な問題点だけでなく、疾患に対する想いや現在の生活環境、誰と外来に来ているかなどの情報を必ずカルテに記録しましょう。そのような記録の積み重ねは、その後のアドバンス・ケア・プランニング（Advance Care Planning：ACP）の糧になります。

外来看護師心不全サポート面談の実際

面談は本来ならプライバシーの観点から個室で行うのが望ましいです。しかし、私は外来から看護師が離れられない現状もあり、"気軽に話をする場所"として外来処置室というオープンな場所でいろいろな話を患者としています。また、患者は他の医師や外来受付事務と、時には患者同士で話をすることもあります。患者が他の患者から支援を受けるピアサポートは、とても大切です。日常生活をどのように工夫して過ごしているかなど、私自身が勉強になることもあります。

これまで約30人の重症心不全患者に継続的な外来看護師心不全サポート面

談を行いました。そのうち半数以上は、拡張型心筋症の患者です。面談開始後に心不全増悪入院した患者は7割以上、また亡くなられた患者も約3割います。

　対象患者のピックアップは、外来看護師が気になっている患者はもちろんですが、ほとんどは外来担当医師からの依頼です。HST体制が確立した現在は、病棟から継続サポートの依頼が来ることもあります。患者の想いは、外来主治医にとっても貴重な情報です。カンファレンスをする時間がない時は、ちょっとした立ち話でもいいので、外来主治医と情報共有する場を持ってみましょう。外来主治医が「看護師が話を聴いてくれてよかった」という気持ちになることで、コミュニケーションが図りやすくなります。

　外来看護師心不全サポート面談への依頼内容は、心不全教育や治療に対する意思決定支援やACP、メンタルケアなど様々です。心不全教育が必要な患者に対しては生活指導・セルフモニタリング教育を中心に行い、疾患や治療に対し不安や悩みを持っている患者に対しては意思決定支援になるように想いを傾聴することに努めています。

　身体的・精神的な苦痛を伴っている状態では、ACPをはじめとした意思決定支援は難しいです。そのため、比較的症状が安定している外来で、早期から今後の生き方について話をすることには、大きな意義があります。

　外来で得たACPにつながる小さな情報の積み重ねは、今後症状が悪化し入院した時にも重要な情報となります。また面談患者に関する多職種カンファレンスを定期的に行うことで、病棟スタッフと常に情報共有を行い、増悪入院した場合にも早期にHST介入が可能となっています。

　看護師が意思決定支援を行うことにおいて重要なのは、患者とその家族の権利を守る代弁者となることです。これはアドボカシー（advocacy）と言われています[3]。アドボカシーとは権利擁護や代弁という意味であり、看護師は患者家族のアドボケート（権利擁護、代弁者）として患者の権利を守り、価値観や想いが医療に反映されるように支援することが重要です。

そのほか知っておきたいポイント

・コミュニケーションを図ることが難しい時

　身体的所見やバイタルサインの評価を伝えることや心不全パンフレットなど教育資材を用いることをきっかけに、患者とのコミュニケーションが図れるようになります。

「この患者は看護師との会話に何を求めているか？」「どうすれば得をしたと考えてくれるか？」を考えながら話をすることも大切です。心不全に対する教育的関わりを望んでいる患者、病気や家庭環境に関するストレスや愚痴を聴いてほしい患者、医師には言えない想いを持っている患者など、個別の様々なニーズを把握し、「外来看護師に話を聴いてもらってよかった」という想いが生まれれば、お互いの信頼関係にもつながります[4]。

・看護部の組織について

具体的な活動計画をその都度、師長や主任に報告することは極めて大切です。看護部組織の中で働いている以上、何をしたいのか、何を目指しているのか、業務調整が必要なのか、などを報告する義務があります。また、他部署に行く時も、必ず上司へ相談します。医師にも看護部組織について理解してもらうことは重要です。組織について詳しい上司や院内で活動している他のチームのメンバー、認定看護師や専門看護師などに相談してみるのも有用です。

「患者のニーズは何か？」に立ち返って

日々の看護実践において、もやもやした気持ちを抱えることはたくさんあります。「患者の想いは治療選択にきちんと反映されているのだろうか？」。そんなもやもやした気持ちから、外来看護師心不全サポート面談を開始しました。初めは緩和ケアのことを全く知りませんでしたが、多くの人に支えられてHST活動へと発展していきました。「患者のニーズは何か？」。支援の目標が分からなくなったら、必ずこの原点に立ち戻るようにしています[5]。外来から"当たり前"に提供される緩和ケアは、外来看護の専門性を高めるためにも大切な取り組みだと、私は今、確信しています。

参考文献

1) 大石醒悟（2017）：ナース専科、心不全の緩和ケア：vol.37 no.1 p9〜29.

2) 佐藤幸人（2014）：最強心不全チーム医療、メディカ出版.

3) 戸田由美子（2009）：看護における「アドボカシー」の概念分析、高知大学看護学会誌、vol.3 no.1 p23〜36.

4) 長江弘子（2014）：看護実践にいかすエンド・オブ・ライフケア、日本看護協会

5) 西智弘（2016）：緩和ケアの壁にぶつかったら読む本、中外医学社

第**14**回

ステージCから始める
「基本的」心不全緩和ケア

心不全の基本的緩和ケアのトレーニングを

柴田 龍宏（久留米大学医学部 心臓・血管内科）

　心不全緩和ケアを取り巻く環境は大きく動き、まさに「新」時代に突入したと言ってもいいでしょう。そこで、我々はこれから心不全緩和ケアの提供体制をどのように考えて行けば良いのでしょうか? 緩和ケア診療加算が算定される対象はステージD（治療抵抗性心不全ステージ）の末期心不全であり、どうしてもここに注目が集まりがちです。しかし、先行している癌の緩和ケア領域がそうであるように、終末期にようやく導入される緩和ケアはもはや時代遅れであり、現在は診断時から治療に寄り添って提供される緩和ケアが推奨されています。実際、急性・慢性心不全診療ガイドライン（2017年改訂版）でもステージC（心不全症候が出現した"心不全ステージ"）の段階から緩和ケアが治療目標の1つとして掲げられています。では、ステージCから始める緩和ケアとは何なのでしょうか?

　その理解の鍵となるのは、「基本的緩和ケア」という考え方です。緩和ケアは基本的緩和ケアと専門的緩和ケアに分類されます（**図1**）。基本的緩和ケアの役割として、(1) 緩和ケアのニーズをキャッチすること、(2) 基本的な身体的苦痛の緩和やメンタルケアの提供、(3) 病状理解の促進と Advance care planning（ACP）、(4) 適宜専門的緩和ケアにコンサルトする能力——などが挙げられます。

　一方で、難治性の症状管理や困難な意思決定支援やコミュニケーションなど、複雑な問題に対処する必要があるときには専門的緩和ケアへのコンサルトを検討します。本邦は緩和ケア専門家の数が非常に限られており、専門的緩和ケアへのアプローチが十分に確保できない医療環境が少なくありません。そのため、心不全診療に携わる全ての医療従事者が、自ら基本的緩和ケアを提供できる能力を持つ必要があります。

　筆者はこの基本的緩和ケアこそが、ステージCから始める緩和ケアであると考

図1　心不全における基本的緩和ケアと専門的緩和ケア

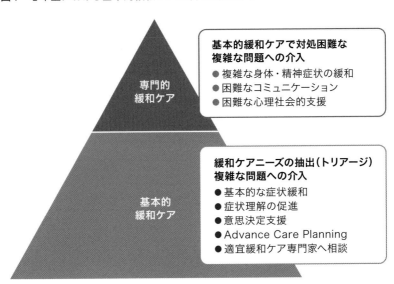

えています（100ページの**図2**）。そして前述のように基本的緩和ケアを提供するのは、心不全診療を行っている医療従事者です。2016年に発表された米国心臓協会（AHA）のステートメント[2]では、緩和ケアを全ての進行した心不全患者対する"ルーチン"のケアとして治療の中に融合し、その大部分は日常的に診療しているチームが提供することを推奨しています。また、2018年4月厚生労働省が発表した「循環器疾患の患者に対する緩和ケア提供体制のあり方について」の報告書[3]では、循環器疾患における緩和ケアのチーム体制のイメージ（166ページ図4）を示しています。まず「治療と共に基本的緩和ケアありき」の心不全診療を構築し、心不全多職種チームと既存の緩和ケアチームの協力によって専門的緩和ケアを提供し、そして地域の医療機関がそのリソースを使いながら連携していく。そのようなモデルが目標となるのではないでしょうか。

基本的心不全緩和ケアをトレーニングする

　癌の領域では、緩和ケアを専門としない医師や看護師らも基本的緩和ケアを学ぶことが重視され、代表的な教育プログラムとして医師を対象としたPEACE緩和ケア研修会、看護師に対するELENEC-Jなどが知られています。これらの内容は、癌と共通する部分に関しては心不全にも応用可能ですが、心不全の緩和

図2 ステージ C から始める基本的緩和ケア

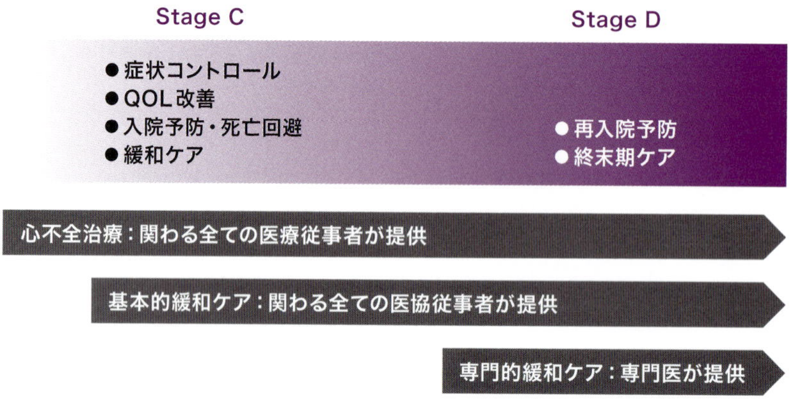

ケアに特徴的な問題点への対応には十分とはいえません。心不全緩和ケアに対する爆発的なニーズの増加に対応するために、心不全の疾患特性を踏まえた新たな基本的緩和ケアトレーニングプログラムの作成が求められているのです。

そこで筆者らが主催する九州心不全緩和ケア深論プロジェクトのコアメンバーを中心に、心不全緩和ケアに関する豊富な経験を有する4施設（久留米大学病院、飯塚病院、兵庫県立姫路循環器病センター、聖路加国際病院）の有志らと、心不全における実践的な基本的緩和ケアトレーニングプログラム、HEPT（HEart failure Palliative care Training program for comprehensive care provider）を開発しました。本プログラムは、PEACE緩和ケア研修を修了した循環器後期研修医以上を基本対象者（非循環器医の参加を妨げるものではない）とした1日間の集中研修です。既に実用段階にありますが、引き続きその有用性の検証を行い、正式コースとしてのリリースを目指しています。こうした試みを機に、緩和ケアが心不全診療のデフォルトになっていくことを願っています。

参考文献

1）日本循環器学会／日本心不全学会合同ガイドライン. 急性・慢性心不全ガイドライン（2017年改訂版）.

2）Braun LT, Grady KL, Kutner JS, Adler E, Berlinger N, Boss R, et al. Palliative Care and Cardiovascular Disease and Stroke: A Policy Statement From the American Heart Association/American Stroke Association. Circulation. 2016;134(11):e198-e225.

3）循環器疾患の患者に対する緩和ケア提供体制のあり方に関するワーキンググループ. 循環器疾患の患者に対する緩和ケア提供体制のあり方について. 2018(平成30)年4月.(重要資料に掲載)

第15回

心不全の予後予測・告知、どうしたらよいのか

「先生、私はあとどれくらいなのでしょうか」をきっかけに

大森 崇史（飯塚病院 緩和ケア科）

症例

　75歳男性。拡張相肥大型心筋症と診断され3年経過していた。1年に2回程度の入院を繰り返しながら、なんとか自宅生活・外来通院を維持できていた。ある日の外来で患者から突然次のように尋ねてきた。

「先生、私はあとどれくらいなのでしょうか」

　どれくらいと言われても……と悩んでいると、その隣にいるキーパーソンの長女が（余命の話はしないでほしい！）と言わんばかりの非常に険しい顔でこちらをにらんでいた。どう答えていいか言葉に詰まってしまい、外来で気まずい沈黙が流れた……。

　このような声をかけられた経験がある方は少なくないと思います。一方で家族から「本人には余命のことは言わないでください」と言われてどうしていいか迷うことも多いと思いのではないでしょうか。

　緩和ケアにおいて予後予測について考えることは避けられません。予測しない状態で患者を失った家族にうつ病発症や複雑性悲嘆が増えたという報告もあり、ある程度根拠ある予後予測を行うことは、終末期ケアの質を高める上で重要であることが知られています。癌緩和の領域では様々な予後予測スコアやモデルが作られており、その効果についても検証されています。

　一方で心不全の患者では医療者よりも長く予後を見積もったり、「心不全は完治

するもの」と考えたりする方もいます。癌と比較すると、余命について考えることは馴染みのない方が多くいるように感じます。心不全の予後予測は可能なのでしょうか？　そして知り得た予後は伝えたほうがいいのでしょうか？　本稿では予後予測についてお話したいと思います。

心不全の予後予測は可能か？　実用性はあるのか？

　心不全と診断されてからの5年生存率は50％と言われていますが、より詳しく予後予測について知るためにはどうすればよいのでしょうか。代表的なリスクスコアモデルとして、Seattle Heart Failure Model（SHFM）[1]、MAGGIC heart failure risk score（MAGGIC）[2]について紹介します。これらはウェブサイト[6][7]にアクセスすることで誰でも使用でき、1〜5年後の死亡予測について知ることができます。

　SHFMは PRAISE1 trial 29の患者コホートを用いて2006年に作られました[1]。その後、前向きに5つの臨床試験で有効性が証明されたモデルです。その後も多くのレジストリで検証され、その有効性が確認されています。

　MAGGICは30のコホート研究から作られています[2]。40.2％の患者がフォローアップ期間に死亡し、平均の観察期間は2.5年でした。予後予測に有効だった独立因子として、年齢、LVEFの低下、NYHA、血清クレアチニン値、糖尿病の既往、β遮断薬の未処方、低血圧、BMI低下、診断からの時間、喫煙、COPD、男性、ACE阻害薬のみ処方があることが指摘されています。LVEFの保たれた心不全の場合は年齢がもっとも予後に影響し、血圧はあまり影響しないとされています。

　これらの研究は実際の人口と適合するかどうかについても多く検証されています。その1例として2006年から2016年の2215症例について、MAGGICとの整合性を確認した報告[3]では、C統計量は0.71、決定係数は0.97であり、日本人でも適用できるとしています。また退院時の血清BNP値を追加するとさらに精度が上がったと報告しています。

　このように各リスクモデルは集団への整合性では評価されています。一方で個人個人の予後予測には不十分かもしれないという報告もあります。心不全の歩行患者1万930人を対象とした研究[4]では、SHFMで1年死亡率が15％未満であると推定した低リスクスコア群では患者の約3分の2が死亡していました。MAGGICで1年以内に死亡した患者の大多数は死亡確率が25％未満であることが明らかになっています。これは、心疾患は急性増悪や突然死の予測が困難な

ためと考えられています。そのためリスクスコアだけでなく、主治医の経験や実際の臨床経過を元にした予後予測と比較しながら総合して予後予測を行っていくことが重要であると考えられています[5]。

予後予測は伝えるべきか？　伝えるとしたらどうやって？

　余命や予後予測について患者や家族が知ることは、不安を減らし今後のことについて考えることができるようになると考えられています。一方で、予後告知による医療 - 患者関係の破綻や強い悲嘆反応、抑うつなどを起こすのではないかという懸念もあります。

　癌に関しての報告[8)9)]を見ると、患者全員がいつも予後・余命について知りたいと考えているわけではないことを、心に留める必要があります。できるだけ予後告知に関して患者・家族の希望を聴取し、伝える場合には悪い知らせを伝えるための準備を十分にした上でお伝えすることが重要です。

　突然の重たい話に、医師は面食らうことも多いと思います。こういう場合、「あと○週間でしょう」「先生に聞いてみてください」「そんなの神様しか分かりません」などと"何か答えてあげないといけない"という気持ちのあまり、ズバッと自分の予測を伝えたり、つい突き放すようなことを言ったりしまいがちです。上記の通り心不全の予後予測の精度はまだまだ改善の余地があるもので、「確実な予後予測」を伝えることは不可能です。

　こう話す患者の心情に注目すると、ただ医学的情報を知りたいのではなく、その言葉の裏に何か気掛かりや心配があることが多くあります。動揺する気持ちを抑えながら「残った時間のことが気がかりなのですね。よかったら、もう少しお気持ちをお聞かせ願えませんか？」と尋ねることで、本人の価値観や気掛かりに寄り添うコミュニケーションを行い、それがアドバンス・ケア・プランニングのきっかけとなり、関係性の構築と終末期ケアの充実につながるかもしれません。

　当院のハートサポートチームでは、予後予測スコアはまず医療者同士で予後予測を共有するために使用しています。「今までの経験からあと数年程度だと思っていたけど、予後予測スコアをつけてみると1年死亡率が40％もある。そろそろアドバンス・ケア・プランニングを勧めるか、チームの関わり方を増やしたほうがいいかもしれない」といった議論をしています。

　そして本人・家族に予後予測を伝えるとなったときには、悪い知らせを伝える十分な準備が必要です。単純に予後の数字を伝えることがゴールではなく、「だいた

い残された時間がこれくらいだと予想されるので、その時間をより充実して過ごせるような支援をしていきたい」ということを一貫してお伝えします。悪い知らせを伝えたあとには、患者・家族の多くに悲嘆反応がみられます。そこで患者に関わるスタッフで協力し悲嘆を受け止め、傾聴し、支援することで徐々に受容へと向かうことが期待できます。

「あとどれくらい…」と聞かれたらチャンスだと思ってください。ぜひ、ACPのきっかけにしてください。

参考文献

1) Levy WC, et al. The Seattle Heart Failure Model: prediction of survival in heart failure. Circulation.2006 Mar 21;113(11):1424-33.

2) Pocock SJ, et al. Meta-Analysis Global Group in Chronic Heart Failure. Predicting survival in heart failure: a risk score based on 39 372 patients from 30 studies. Eur Heart J. 2013 May;34(19):1404-13.

3) Sawano M, et al.Performance of the MAGGIC heart failure risk score and its modification with the addition of discharge natriuretic peptides. ESC Heart Fail. 2018 Mar 9.

4) Allen LA, et al. Use of Risk Models to Predict Death in the Next Year Among Individual Ambulatory Patients With Heart Failure. JAMA Cardiol. 2017 Apr 1;2(4):435-41.

5) Yancy CW, et al. 2013 ACCF/AHA guideline for the management of heart failure: executive summary: a report of the American College of Cardiology Foundation/American Heart Association Task Force on practice guidelines. Circulation. 2013;128(16):1810.

6) The Seattle Heart Failure Model（SHFM）https://depts.washington.edu/shfm/

7) The Meta-Analysis Global Group in Chronic Heart Failure (MAGGIC) Risk Calculator http://www. heartfailurerisk.org/

8) Fujimori M, et al. Preferences of cancer patients regarding the disclosure of bad news. Psychooncology. 2007; 16: 573-81.

9) Sanjo M, et al. Preferences regarding end-of-life cancer care and associations with good-death concepts: a population-based survey in Japan. Ann Oncol. 2007; 18: 1539-47.

スペシャルリポート
Special Report

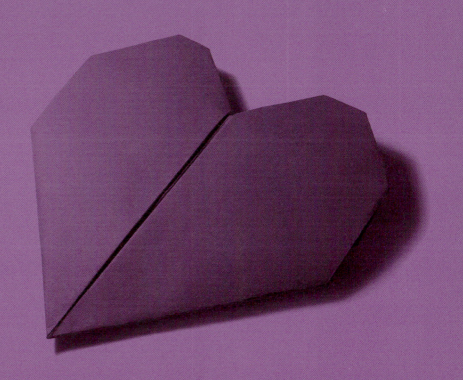

Report ▶▶▶ 兵庫県立姫路循環器病センターの試み

7年目の心不全緩和ケアチームが見た5つの課題

介入時期、意思決定支援、薬物療法はどうする?

三和 護（日経メディカル 編集委員）

　心不全患者の増加に伴い、**緩和ケア**の重要性は高まっている。だが、どのようなアプローチが必要なのかは試行錯誤の段階にある。2011年から緩和ケアに取り組む兵庫県立姫路循環器病センターの試みから、心不全緩和ケアには**介入時期**の見極め方、必要となる**意思決定支援**や薬物療法など、様々な課題が見えてくる。

心不全緩和ケアの特徴を知る

　兵庫県立姫路循環器病センターの循環器内科が、心不全緩和ケアに取り組む契機となった事例がある。

　患者は50歳代女性。主訴は、呼吸困難感。現病歴は、30歳頃に心機能低下を指摘されたが、それ以降、加療歴はなかった。2010年秋頃から呼吸困難感の進行を認め、同年末に、うっ血性心不全の診断で入院となった。左室駆出率（LVEF）が20％と高度に収縮能が障害された拡張型心筋症であり、重症の機能性僧帽弁逆流症を合併していた。社会背景に目を向けると、1人暮らしで、2人の娘とは別居していた。長女は医療事務、次女は元看護師だった。入院経過は、以下の通り。

　重症心不全であったため各種の薬物療法を試行したが効果は乏しく、心移植の登録を検討していた。一方、本人と娘へ終末期であることを丁寧かつ十分に説明したところ、最終的に患者は、苦痛、呼吸困難感などを緩和する治療を望んだという。第21病日に一般病棟へ転棟。その後、**図1**のような経過をたどり、最期

図1 心不全緩和ケアに取り組む契機となった事例の最期までの経過と医療側の対応（大石氏による。図2〜4、表1〜3も）

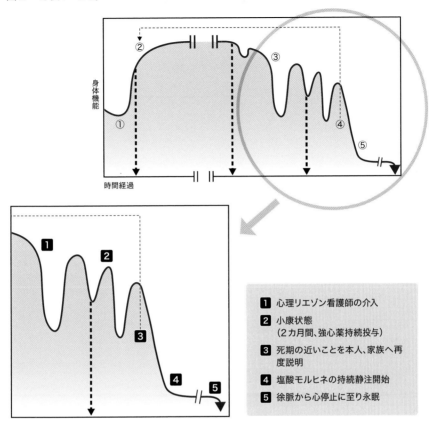

は徐脈から心停止に至り永眠した。

　この事例を循環器内科医の立場で経験した大石醒悟氏は、「心不全の最期を、なんとか苦痛なく過ごしてほしいという医療チームの思いは強かった」と振り返る。しかし、「末期医療、特に麻薬などの使用について当時は、医療側の基本的な知識が圧倒的に不足していると痛感させられた事例だった」。

　この経験から大石氏は、看護師らを含む循環器医療チームのメンバーとともに、欧米で使われていた「Heart Failure and Palliative Care」（心不全と緩和ケア）の抄読会を開催。2011年4月以降、こうした勉強会や症例検討を継続してきた。

　その努力が実り、当初、有志の活動であったものが、2015年5月には病院の組織としての「患者支援・緩和ケアチーム」に発展している。メンバーは、循環器内科医、緩和ケア医、看護師、薬剤師、臨床心理士、管理栄養士、理学療法士、医療ソーシャルワーカーらで構成。患者・家族も、意思決定の上ではチームの一員と

位置付けられる。

　7年目に入った緩和ケアから見えてきたのは、まず心不全緩和ケアも、癌の緩和ケア同様に、全人的な苦痛を取り除くことが主眼である点だ。全人的苦痛とは、身体的苦痛（痛み、呼吸困難、倦怠感など）、精神的苦痛（不安、抑うつ、いらだちなど）、社会的苦痛（家族内の問題、経済的な問題など）、スピリチュアル的な苦痛（人生の意味、死の恐怖など）から成るとされる。

　そもそも緩和ケアとは、WHOの定義で**「生命を脅かす疾患に関する問題に直面している患者とその家族に対して、痛みやその他の身体的問題、心理社会的問題、スピリチュアルな問題を早期に発見し、的確なアセスメントと対処（治療・処置）を行うことによって、苦しみを予防し、和らげることで、QOLを改善するアプローチ」**とされている。緩和ケアは、人生の最後の数日、数週間におけるケアである終末期ケアと考えられがちだ。しかし最近は、「心不全を発症した時点から、緩和ケアへの対応は始まっていると考えられている」（大石氏）。

　その心不全緩和ケアが癌の緩和ケアと異なるのは、身体的苦痛の原因となる症状の多様性と具体的に緩和ケアを始めるタイミングの難しさだ。

　大石氏によると、慢性心不全患者の最期の段階で見られる症状は、呼吸困難が約80％と多く、浮腫（約60％）、倦怠感（約60％）と続く。これらが三大症状といえるものだが、このほかにも、便秘や不眠、疼痛やせん妄などと多彩だ。個々の症例でも症状が異なり、画一的な対応はできないという。

　また、「心不全は増悪と寛解を繰り返すため、終末期が分からない。つまり、緩和ケアの介入のタイミングが難しい」（大石氏）のも特徴だ。

　米国のACCF／AHA心不全ガイドライン2013は、心不全のステージ分類と治療目標を定めている（140ページ**図1**）。最後の段階であるステージDでは、治療の選択肢に緩和ケアの必要性が明記されている。ガイドラインでは、難治性心不全がステージDとなり、「安静時に著明な心不全症状がある」あるいは「ガイドラインに基づく治療でも再入院を繰り返す」という症例と説明されている。しかし、「この段階に至って緩和ケアに入るのは、患者を主体とした意思決定が困難であり、遅すぎると感じる例が多い」（大石氏）のも事実だった。

「驚きの質問」で探る介入時期

　では、どうやって心不全緩和ケアの介入時期を把握したらいいのか──。

　大石氏は、英国で生まれた「驚きの質問（Surprise Question）が参考になる」

図2 心不全緩和ケアを始めるタイミングを把握するステップ

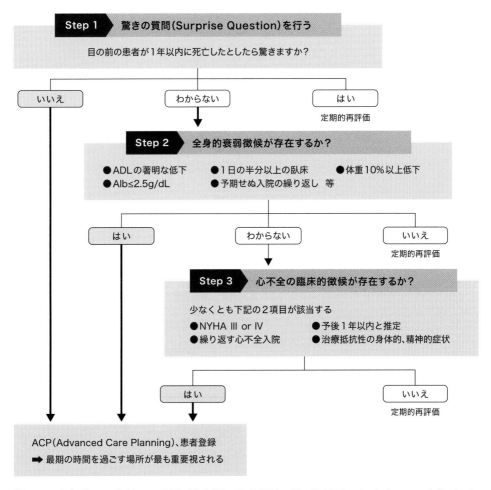

(Prognostic Indicator Guidance (PIG) 4th Edition Oct 2011 © The Gold Standards Framework Centre In End of Life Care CIC, Thomas.K et alを一部改変)

と言う。英国では、人生の最期を迎えるすべての人のためのケアを可能にすることを目的に、政府を挙げて、ゴールド・スタンダード・フレームワーク（GSF）という活動を展開している。その中で用いられているのが、目の前の患者の死期を早期に見いだすためのツールだ（**図2**）。

　ツールは3つのステップからなる。ステップ1では「驚きの質問」を医師自らに問いかける。その質問が「患者がこれから1年以内に亡くなったら、自分は驚くか？」だ。「1年以内」としているのは、前述した通り、難治性心不全の段階に至ってからアドバンス・ケア・プランニング（Advanced Care Planning：ACP。意思決定支援）を始めても遅すぎる症例が多いからだ。

「患者がこれから1年以内に亡くなったら、自分は驚くか?」の答えが「はい」ならば、治療と再評価を継続する。「いいえ」ならば、緩和ケアへ向けたACPに入っていく。

「分からない」であればステップ2に進む。この段階では「全身的な衰えの徴候があるかどうか」を考え、さらにステップ3として「衰えの具体的な臨床的徴候を見る」という段階を踏んでいく。図2では、ステップ3で心不全の臨床的徴候を確認するようになっている。

このツールは普遍性があり、ステップ3の臨床的徴候を、様々な疾患に置き換えることが可能だ。英国では、癌、慢性呼吸器疾患、心不全、腎不全など、それぞれに関して提唱されている。

患者の意思決定支援として注目されるACPとは、「将来の意思決定能力低下に備えて、治療方針・療養についての気がかりや自分が大切にしてきた価値観を患者・家族と医療者が共有し、今後のケアを計画する包括的なプロセス」と定義されている。

大石氏はこれまでの経験から、「心不全は終末期(人生の最終段階)を正確に予測することは困難で、増悪と寛解という揺れる経過があるからこそ、早期からのACPが有用である」とみる。

そこで、早期のACPを意識して、大石氏らが活用しているのが心不全の経過図だ(**図3**)。診察室の壁に掲示しているほか、心不全患者やその家族への説明に利用している。

心不全は良くなったり悪くなったりを繰り返しながら徐々に心臓の機能が低下していくことを、患者に理解してもらうのが第一だ。その上で、心不全の悪化を防ぐためにも、生活習慣の改善をはじめ、塩分制限や水分制限、内服管理や体重管理などの自己管理が重要になると伝え、治療意識を高めている。「最初から、心不全の最期について強調することはない。ただ、どのような経過をたどるかを知ってもらうことで、その後の本格的なACPが導入しやすくなる」(大石氏)。

オピオイド使用のプロトコル

では、実際の症状コントロールはどうなっているのか──。

7年目の緩和ケアチームが積み上げてきた選択肢は、**表1**にまとめた通りだ。このうち、オピオイド使用については、同院では持続静注、持続皮下注での使用プロトコルを作成している(**表2**)。これまでの心不全患者への適用経験数は50例を

図3　患者と共有している心不全の病態経過症状コントロールの実際

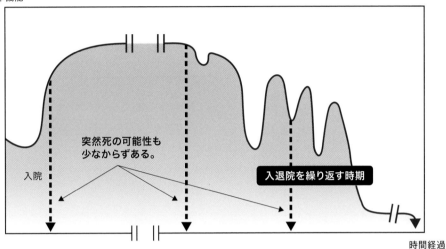

＊心不全は良くなったり悪くなったりを繰り返しながら徐々に心臓の機能は低下していく。
＊悪化を防ぐためにも生活習慣の改善をはじめ塩分制限や水分制限、内服管理や体重管理など、自己管理が重要となる。

表1　心不全緩和ケアにおける症状コントロールの選択肢

症状	症状コントロールの選択肢
呼吸困難感	適切な心不全治療と不安の回避 呼吸リハビリテーション オピオイド ● 経口モルヒネ2.5〜5mg 4時間ごと　以後用量調整 ● 一般的なオピオイドの副作用への対応 ● 腎機能低下やオピオイド中毒の際はアドバイスを求める
倦怠感	回復可能な因子の検索、貧血の治療を検討 適切な運動、ステロイドや黄体ホルモン薬の回避
疼痛	NSAIDsや三環系抗うつ薬の回避 WHO除痛ラダーの使用；Step 1、2、3の順に従う 　Step1　アセトアミノフェン 　Step2　アセトアミノフェン＋コデインまたはトラマドール 　Step3　モルヒネ5〜10mg（4時間ごとおよび必要時）； 　　　　　疼痛がコントロールできない場合、48時間ごとに漸増 ● オピオイドの使用に関しては「呼吸困難感」の項と同様

（Miriam Johnson, Richard Lehman. Heart Failure and Palliative Care a team approach. Radcliffe Publishing, Oxford, Seatlle, 2006より引用）

表2 オピオイド使用のプロトコル（注：倫理委員会の審査を経たもの）

適格基準

（1）非代償性心不全（慢性心不全急性増悪）で入院を繰り返し、心不全に伴うと考えられる呼吸困難感、疼痛に対して症状緩和を目的として、オピオイドの投与を予定している。

（2）複数の医師により、症状緩和が身体的かつ倫理的に適性であることが確認されている。

（3）同意取得時の年齢が20歳以上である。

（4）患者本人もしくは身体的状況等の理由で患者本人からの同意が困難な場合、家族からの文書による同意が得られている。

オピオイド使用プロトコル

（1）塩酸モルヒネ 10mg/日持続静注 or 皮下注開始（腎機能障害 eGFR＜30mL/分の場合、その他主治医判断で5mg/日で開始）。

（2）呼吸回数10回/分を維持。8回以下で投与量漸減。

（3）症状が強い場合、1時間量早送り。

（4）有害事象、傾眠傾向が認められない場合、24時間ごとに1.5倍まで増量可。

超えるが、その有効性、安全性について学会などで報告している。

　また、症状を緩和することが目的である以上、Visual Analogue Scaleあるいはフェイススケールを用いた患者自身による苦痛の客観的評価にも取り組んでいる。

　心不全の薬物療法のイメージをまとめたのが**図4**だ。ポイントは、病態改善を目指す治癒的な治療が最期まで続くことだ。病態の進展とともに、緩和的な症状管理の割合が増えていくが、「多くの場合、心不全患者は、症状緩和をもたらす可能性のある、ループ利尿薬、強心薬の投与を受けながら、オピオイド、鎮静薬の追加を受けることになる」（大石氏）。

　オピオイドや鎮静薬の追加投与を考慮する際、留意すべき点がある。それは、心不全の経過を見直し、その中で適切な治療が行われているかを再評価することだ。

　なお、兵庫県立姫路循環器病センターでは、現時点ではオピオイド投与のプロトコルに関して倫理委員会の審査を経ており、使用の際は患者から同意書を取得し実施している。

図4 心不全をはじめとする心疾患の緩和ケアのイメージ

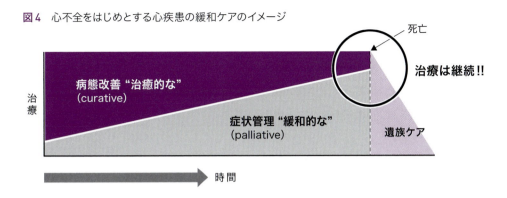

(Lynn, J and Adamson, D. Living Well At The End Of Life. Adapting Health Care To Serious Chronic Illnesses In Old Age. RAND document WP-137をもとに作成)

表3 患者支援・緩和ケアチームへのコンサルタント内訳

患者背景
- 年齢：76±14歳
- 性別：男性 95例（68％）

基礎疾患
- 心不全 87例（63％）
- 悪性腫瘍 29例（21％）
- その他 23例

依頼内容（重複あり）
- 身体症状 100例
- 意思決定支援 65例
- 精神症状 4例
  ↑ 精神科リエゾン回診で対応
- 倫理的問題 1例

転帰（7名入院中）
- 死亡 59例（47％）
- 自宅退院 43例（34％）
- 転院 21例、その他 3例

● 介入期間（平均）21日
● 入院期間（平均）49日

（139例、2015年5月7日〜2017年2月28日）

今後、乗り越えるべき壁は

表3に、これまでに患者支援・緩和ケアチームがコンサルトを受けた事例をまとめた。2015年5月7日〜2017年2月28日までに139例で、患者背景は平均年齢が76歳、性別は男性が68％だった。基礎疾患は心不全が63％と多いが、悪性腫瘍も21％だった。

依頼内容は身体症状の緩和が100例と多く、患者支援・緩和ケアチームによ

る意思決定支援も65例と続いた。転帰は、死亡が59例と半数で、自宅退院も43例あった。2017年2月28日時点で、7人が入院中という結果だった。

意思決定支援の結果として、退院前カンファレンスを経て、在宅での看取りとなった患者数も10人を超えたという。

最後に今後、心不全緩和ケアを普及させていく上で、乗り越えるべき問題点を挙げてもらった。

大石氏は、(1)ニーズの認識と共有、(2)エビデンスや経験の不足、(3)診療報酬の問題、(4)地域連携、(5)教育──の5点を指摘。これらを解決していくためには、心不全緩和ケアが抱える問題点を共有し、可視化していくことが第一歩という。先行事例に取り組む医療現場の人間同士でネットワークを構築し、情報交換をする場を増やし、全体の経験知を積み重ねていくことが何より大切と力説している。

Report ▶▶▶ Circulation Journal 誌から

心不全の「緩和ケアカンファレンス経験あり」は約半数

心不全緩和ケア、
専門施設の98%が「必要」

難波 寛子＝医師

　日本循環器学会指定の循環器専門医研修施設を対象に行われた調査の結果、回答を寄せた544施設のうち98%が「心不全緩和ケアは必要である」という認識で一致した。一方、心不全患者のための緩和ケアカンファレンスを行った経験がある施設は約半数で、8割においてカンファレンスの症例数が年間10例未満にとどまっていた。

　調査は、兵庫県立尼崎総合医療センターの佐藤幸人氏らが実施した。初の国内大規模調査であり、その結果が論文化され、2018年3月10日、Circulation Journal 誌の電子版に掲載された[1]。

　米国心臓病学会財団（ACCF）/米国心臓協会（AHA）のガイドラインでは、QOL向上のための心不全緩和ケアが推奨されているものの（エビデンスレベルB）、具体的な方法について明言されていない。

　本研究では、日本循環器学会指定の循環器専門医研修施設（n＝1004）に対して2016年8月に質問票を送付した。回答期限は同年12月とした。

　回答率は54%（544/1004）だった。うち、146施設（27%）に慢性心不全看護認定看護師が、366施設（69%）に緩和ケア認定看護師が在籍していた。115施設（21%）では両方の認定看護師が在籍していた。

　544施設中527施設（98%）が「心不全緩和ケアは必要である」と回答した。緩和ケアが必要な症状としては、呼吸困難（91%）、不安（71%）、抑うつ（61%）、全身倦怠感（57%）が挙げられた。一方で、疼痛（34%）、下肢の浮腫（29%）という回答は比較的少なかった。

　心不全緩和ケアカンファレンスについて、227施設（42%）が開催の経験があ

ると回答したものの、定期開催は20施設（9%）のみであり、178施設（79%）においてカンファレンス対象となる症例が年間10症例未満だった。カンファレンスの参加者である心不全緩和ケアチームは、循環器専門医（92%）、看護師（97%）、薬剤師（58%）、栄養士（47%）、理学療法士（57%）、医療ソーシャルワーカー（40%）、心理学の専門家（13%）、循環器以外が専門の医師（27%）で構成されていた。

心不全緩和ケアの効果としては、身体的および精神的な症状緩和が最も多く挙げられた。まれではあるが、余命が延長するという意見もあった。

心不全患者に対して鎮痛薬や鎮静薬を処方していたのは76%（403/531）だった。最も多く処方されていたのはモルヒネ（87%）で、大多数が静注で用いられていた（91%）。鎮静薬ではデクスメデトミジン（33%）の処方が最も多く、ミタゾラム（29%）、プロポフォール（20%）が続いた。アセトアミノフェン（25%）、非ステロイド性抗炎症薬（NSAIDs、22%）も用いられていた。364施設（91%）が鎮痛薬や鎮静薬の処方を入院中のみ行っていた。

緩和ケアを目的として薬剤を処方する際に同意書を取得しているのは33%（133/400）で、残る67%（267/400）では取得していなかった。

患者本人や家族と緩和ケアについて話し合いを行っていたのは、440施設（83%）。うち62施設（14%）が家族のみ、184施設（42%）が本人と家族両方と話し合っていた。176施設（40%）は話し合いの相手をケースバイケースで決定していた。

話し合いの内容は「疾患と予後の理解」「延命治療に関する希望」が多く、リビングウィルについても約半数で取り上げられていた。

大多数の施設（84%）は心不全が末期となってから緩和ケアを考慮すると回答したが、7%は心不全と診断した時点で緩和ケアについて説明していた。心不全を末期と判断する根拠としては、強心剤の離脱が困難（62%）という回答が最も多く、続いて摂食困難（46%）、意識レベルの低下（43%）だった。

末期心不全に対する治療制限（新規導入しない、上限を設けるなど）としては、人工呼吸器（85%）が最も多く挙げられた。次いで、経皮的心肺補助（PCPS）や大動脈内バルーンパンピング（IABP）等の補助循環（83%）、透析（78%）だった。治療中断の原因としては、透析（39%）、PCPSやIABP等の補助循環（28%）、経管栄養（25%）、植込み型除細動器の作動（24%）の順に多かった。

「悪いニュース」を伝える技術について、389施設が学ぶ機会がないと回答した。

心不全緩和ケアを行う際の障害としては、「余命の評価が困難」が最も多く、ほかに「ガイドラインでクライテリアが示されていない」「末期の状態にある患者本人の意思確認が困難」などが挙げられた。

悪性腫瘍患者と比較して、慢性心不全患者は緩和医療の恩恵に浴するチャンスが少ない。地域がん診療拠点病院の99％に緩和ケアチームがある一方で、心不全を対象とした緩和ケアチームを有する循環器の専門病院は半数に満たないことが本調査で明らかになった。ただし、心不全対象の多職種合同緩和ケアチームの有用性についてはエビデンスが乏しく、今後検討を要する。

オピオイドは疼痛緩和のみならず呼吸困難も改善するが、末期心不全患者に対する投与はいまだ十分普及していない。鎮静薬については、用量調整が必要とされるミダゾラムやプロポフォールと異なり呼吸抑制を生じないデクスメデトミジンが注目されるが、高齢心不全患者への投与に関してエビデンスはない。また、心不全患者に対する緩和医療としての鎮静について定めたガイドラインはない。

心不全の正確な予後予測が困難であることから、緩和ケアの選択肢を早期に提示することは容易でない。また、循環器専門医は「悪いニュース」を伝えるコミュニケーションを訓練する機会が少なく、心不全緩和ケアのインフォームドコンセントを困難にする一因となっている。

緩和ケアの効果として余命の延長を挙げた少数意見について、著者らはそのメカニズムを「呼吸困難が緩和されることにより交感神経の活性化が抑制されて致死的不整脈のリスクが下がる可能性がある」と考察した。なお、筆者らの利益相反に関して開示すべき項目はない。

参考文献

1）Kuragaichi T et al. A nationwide survey of palliative care for patients with heart failure. In Japan. Circulation Journal. doi.org/10.1253/circj.CJ-17-1305.

Report ▶▶▶ 第20回日本心不全学会学術集会

高齢者心不全診療の実践のために活用を
高齢心不全患者の治療に関する指針を発表

三和 護（日経メディカル 編集委員）

　日本心不全学会は2016年10月7日、心不全治療の指針として『高齢心不全患者の治療に関するステートメント』を発表した。

　ステートメントは、高齢心不全患者であっても積極的に治療すべき症例が存在することを再確認する一方、積極的治療によってQOLが悪化する症例も存在するとしてQOL重視の治療の意義を強調、さらには終末期を意識した多職種による緩和ケアなどの導入も提言した。発表当時、理事長を務めていた東京医科歯科大学名誉教授の磯部光章氏は、「日本心不全学会として初めて発刊する、診療に関する本格的な提言である。第一線で診療に当たる医師、医療従事者をはじめ多くの人々によって、質の高い高齢者心不全診療の実践のために活用されることを切に願う」とコメントしている。

　心不全患者の爆発的な増加（心不全パンデミック）が現実のものとなりつ

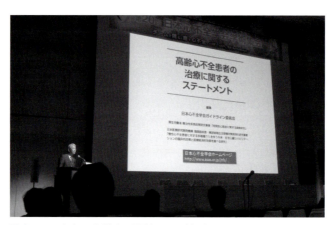

写真1　日本心不全学会で開催された特別企画

つある中、今後さらに高齢化する社会において、しかも限られた医療資源の中で、医療人はこれら高齢者心不全をどのように理解し、いかに対処すべきなのか――。

　ステートメントは、こうした問い掛けに始まり、専門学会としての「答え」を提言という形で集約している。内容は「高齢者心不全の診断と臨床的・社会的評価」「高齢心不全患者に対する急性期・救急対応」「高齢心不全患者に対する終末期医療の指針」など7つのテーマごとにまとめられ、それぞれにおいて学会としての考え方が提示されている。同学会は、ステートメントの全文を学会のウェブサイト[1]で公表。さらに2016年10月7日、札幌市内で始まった第20回日本心不全学会学術集会において、特別企画を開催し学会員間での議論を深めるなど、ステートメントの普及と浸透に乗り出した。

　策定委員会の委員長を務めた広島大学副学長の木原康樹氏は特別企画で登壇し、「策定委員会はステートメントで扱う高齢者を後期高齢者（75歳以上）と定義し、これに相応するエビデンスを検索・収集・解析した」と説明。その結果、我が国の高齢者心不全の特徴は、「（1）コモン・ディジーズであり、その絶対数がさらに増加していく、（2）根治が望めない進行性かつ致死性の悪性疾患である、（3）その大半が心疾患以外の併存症を有し、個人差が顕著である――の3点に要約された」と語った。その上で、このような高齢心不全患者を診るためには、「基幹病院の専門医とかかりつけ医あるいは多職種によるチーム管理システムが必須である。延命以外の治療目標がしばしば重要となり、個人や家族の希望に沿うことができるよう早期から終末期への準備を始めておくことが求められる」と強調した。

　ステートメント策定委員の1人である兵庫県立尼崎総合医療センター循環器内科部長の佐藤幸人氏は日経メディカルの取材にこう語っていた。

　「今回のステートメントの意義は大きく2つある。1つは、高齢心不全患者でも積極的に治療すると良い場合もある、という方向性を再確認したこと。もう1つは、合併症が多く終末期が近い高齢心不全患者では、積極的治療がかえってQOLを落とすため、治療の差し控え、あるいは終末期では緩和ケアなどをチーム医療で考慮するという方向性が示された点だ。個人的には、後者が盛り込まれたことの意義は大きいと思っている」

参考文献

1）http://www.asas.or.jp/jhfs/

Report ▶▶▶ 全面改訂された心不全診療ガイドライン

心血管既往の糖尿病でSGLT2阻害薬がクラスIに

予防から緩和ケアまで
心不全標準治療示す

高志 昌宏（日経メディカル シニアエディター）

　新しい心不全診療ガイドラインが、2018年3月に発表された。従来の急性心不全と慢性心不全のガイドラインを統合、緩和ケアで1つの章を立てるなど、全面的な改訂となった。発症予防から終末期に至るまで、心不全への対応は長期間かつ多岐にわたる。その標準治療を示すものとして、注目度は高い。

　「高齢人口の増加により心不全患者は我が国でも急増しており、その対応には循環器医と実地医家の協力が不可欠となっている。新しいガイドラインでは心不全の推奨される標準治療を具体的に示したので、医療連携や医療チームとして心不全の診療に取り組む時の、共通のプラットフォームとして活用してほしい」。

　こう話すのは、日本循環器学会・日本心不全学会「急性・慢性心不全診療ガイドライン（2017年改訂版）」の合同研究班班長を務めた、筒井裕之氏（九州大学循環器内科学教授）だ。

　これまで、我が国の心不全に関する診療ガイドラインは、急性心不全（2011年改訂版）と慢性心不全（2010年改訂版）に分かれていた。欧米でも以前は別々に編集されていたが、近年では一連の病態として捉えるようになり、ガイドラインも統合されてきた。その流れに沿って我が国でも、1つにまとめられた。

　今回の改訂における変更点は数多いが、その中でもまず注目されるのが、新規に作成された心不全のステージ分類だ（**図1**）。

　4段階に分類されたステージの中でAとBは、実はまだ心不全の症状は出現していない。高血圧や糖尿病など、心不全のリスクとなる疾患を発症したという段階だ。ステージAとBの違いは、前者が心臓に器質的な異常は認められないのに対し、後者では例えば高血圧による左室肥大といった異常が認められること。進

120

図1　心不全とそのリスクの進展ステージ
（図1〜4、表1〜3はすべて「急性・慢性心不全診療ガイドライン2017年改訂版」より）

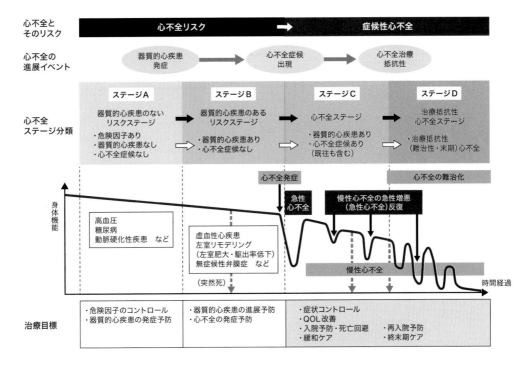

　行してステージCに至ると心不全の症状が出現し、急性増悪と寛解を繰り返しながら、徐々に身体機能が低下していく。このような慢性心不全の状態から次第に治療抵抗性となり、難治性や末期の心不全とも表現されるステージDに至る。

　心不全の症状が出現していない段階からステージ分類に含めたのは、2001年の米国心臓病学会／米国心臓協会（ACC/AHA）のガイドラインからという。一度心不全を発症すると、徐々に低下していく身体機能の抜本的な改善は現在の治療ではまだ実現できず、予防に重点を置く必要があるためだ。

　筒井氏は「この概念の提唱時は米国でも議論があったようだが、心不全の発症・進展予防の重要性は、時代とともにさらに高まっている。そこで我が国でも、同様な概念を取り入れることにした」と説明する。

　心不全の症状が出現した後の、治療のアウトラインを示したものが図2だ。ステージCでは、近年の臨床研究の成果を踏まえて、左室駆出率の値によって治療戦略を分けた。

　まず、大規模臨床試験のエビデンスも多い「左室駆出率が低下（40％未満）した心不全（HFrEF）」では、ACE阻害薬／アンジオテンシン2受容体拮抗薬（ARB）

図2 症候性心不全に至ってからの治療アルゴリズム

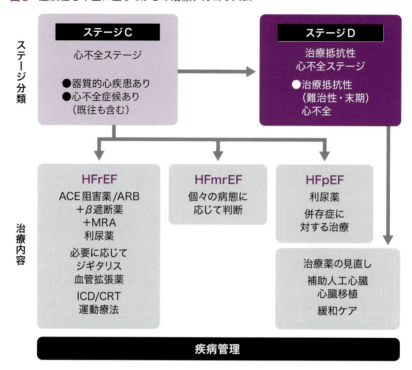

を基本に、β遮断薬、ミネラルコルチコイド受容体拮抗薬（MRA）を適宜追加する。利尿薬は長期間漫然と使用するのではなく、体液貯留による症状に対して使用するとした。必要であれば、ジギタリスや血管拡張薬を追加する。非薬物療法である植込み型除細動器（ICD）や心臓再同期療法（CRT）も、このステージが適応となる。

一方、2016年に欧州心臓病学会（ESC）が提唱した新しいカテゴリーである「左室駆出率が軽度低下（40％台）した心不全（HFmrEF）」は、まだエビデンスがほとんどないため、症例ごとの判断とした。

「左室駆出率が保たれた心不全（HFpEF）」も、大規模なランダム化比較試験で有効性が確認された薬物がまだないことから、利尿薬による自覚症状改善と併存症に対する治療を主とした。

ステージDでは、ステージCでの薬物治療を見直しつつ、補助人工心臓なども検討対象となる。それらの適応とならない場合は、患者の意向も踏まえ、苦痛の緩和を主眼とする緩和ケアに治療の軸足を移すことになる。

表1 心不全の発症予防を目的とした肥満・糖尿病に対する介入の推奨とエビデンスレベル
（推奨の強さとエビデンスレベルの定義は図4を参照）

	推奨クラス	エビデンスレベル	Minds推奨グレード	Mindsエビデンス分類
減量や身体活動性の増加などによる一般的な生活習慣の改善	I	A	A	I
心血管病既往のある2型糖尿病患者に対するSGLT2阻害薬（エンパグリフロジン*、カナグリフロジン**）	I	A	B	II
禁煙	I	C	B	IVb
節酒	IIa	C	C1	VI
身体活動・運動習慣	I	B	B	IVa

＊ EMPA-REG OUTCOME試験（エンパグリフロジン）では、全例が心血管病既往例であった。
＊＊ CANVAS試験（カナグリフロジン）では、全体の34％が心血管高リスク一次予防症例で、66％が心血管病既往例であった。また同試験では、我が国未承認用量も含まれていた。

心不全発症予防でSGLT2阻害薬の推奨加わる

今回の改訂のトピックスの1つが、心不全の診療ガイドラインとしては欧米に先行して、ナトリウム・グルコース共輸送体2（SGLT2）阻害薬の推奨が加えられたことだろう。

4章「心不全予防」から、心不全の危険因子となる疾患や生活習慣の中で、「肥満・糖尿病」に対する介入の推奨とエビデンスレベルを抜粋したのが**表1**だ。まず減量や身体活動度の増加をクラス1（有効であるというエビデンスがある）で推奨。次いで、心血管疾患の既往がある2型糖尿病に対するSGLT2阻害薬を、同じクラス1で推奨した。

これは、2015年にエンパグリフロジンの心血管安全性を評価したEMPA-REG OUTCOME試験が、2017年にはカナグリフロジンで同様な心血管安全性を評価したCANVAS試験が、それぞれ発表されたことを受けたもの。

EMPA-REG OUTCOMEでは、心血管疾患の既往がある2型糖尿病患者に対するエンパグリフロジンの投与で、心不全入院のリスクが35％有意に減少した。

CANVASでも、心血管疾患の既往がない患者を含めた2型糖尿病患者に対するカナグリフロジンの投与で、心不全入院は33％有意減少した。CANVASでは心血管疾患の既往の有無によらず、リスク減少は同等だった。

「ガイドラインの議論を始めた時はEMPA-REG OUTCOMEの結果しかなかったが、編集期限だった2017年末の半年前、2017年6月にCANVASが発表された。そのため期限ぎりぎりまで議論が続いた。ガイドラインを作っていた2年間で最も大きくエビデンスが変わった領域であり、推奨を作るには日本糖尿病学会とのコンセンサスも必要ということになり、合同研究班に途中から日本糖尿病学会も加わってもらった」と筒井氏は振り返る。

EMPA-REG OUTCOMEとCANVASで試験対象となった患者背景に差はあるが、どちらの試験も心不全入院や主要評価項目（心血管死亡、脳卒中、心筋梗塞の複合）で同様なリスク減少を示したことから、クラスIの推奨となった。ただし、同じことがすべてのSGLT2阻害薬で期待できるかはまだ不明なことから、現状でリスク減少が示された薬剤名や試験の条件などについて、但し書きを入れることにした。

これに加えて心不全を発症した患者の併存疾患の治療についてまとめた9章「併存症の病態と治療」でも、心不全を合併した糖尿病に対する治療として、SGLT2阻害薬がクラスIIa（有効である可能性が高い）で推奨された（表2）。

根拠となるエビデンスは、同じEMPA-REG OUTCOMEとCANVASで心不全

表2　心不全を合併した糖尿病に対する治療の推奨とエビデンスレベル
（推奨の強さとエビデンスレベルの定義は図4を参照）

	推奨クラス	エビデンスレベル	Minds推奨グレード	Mindsエビデンス分類
食事や運動など一般的な生活習慣の改善も含めた包括的なアプローチ	I	A	A	I
SGLT2阻害薬（エンパグリフロジン*、カナグリフロジン**）	IIa	A	B	II
チアゾリジン薬	III	A	D	I

＊ EMPA-REG OUTCOME試験（エンパグリフロジン）では、全例が心血管既往例であった。
＊＊ CANVAS試験（カナグリフロジン）では、全体の34％が心血管高リスク一次予防症例で、66％が心血管病既往例であった。また同試験では、我が国未承認用量も含まれていた。

を合併した患者が10％程度登録されており、それを対象とした後付け解析でも両試験で共通して、心不全入院のリスク減少といった一定の有効性を認めたためだ。ただし、「あくまでもサブグループ解析の結果であることから、IIaでの推奨になった」（筒井氏）。

ステージCになった段階で始まる緩和ケア

「緩和ケア」章の新設もトピックスの1つ。この領域でのエビデンスは極めて限られるが、3つの推奨が取り上げられた（**表3**）。

筒井氏は「心不全治療の基本的な目的は患者の生命予後の改善にあることは論をまたないが、超高齢者では生命予後のさらなる延長より、症状の軽減やQOLの改善を優先すべき場合がある。しかし、緩和ケアの提供体制や具体的な方法論もまだ確立していない。エビデンスも限られガイドラインとして書けることは少ないが、まず緩和ケアの重要性を皆で共有し、どう取り組むか議論を深めるきっかけになることを目的とした」と狙いを語る。

緩和ケアは終末期医療と同義ではなく、心不全が症候性となった早期の段階から実践し、心不全の治療に関しては最期まで継続される。

緩和ケアは終末期だけの問題ではなく、疾患の進行とともに徐々にウエートを高めていくべきことは、癌治療で認知が広まった。しかし心不全における緩和ケ

表3 終末期心不全における緩和ケアの推奨とエビデンスレベル
（推奨の強さとエビデンスレベルの定義は図4を参照）

	推奨クラス	エビデンスレベル	Minds推奨グレード	Mindsエビデンス分類
意思決定能力が低下する前に、あらかじめ患者や家族と治療や療養について対話するプロセスであるACPの実施	I	A	A	I
心不全や合併症に対する治療の継続と、それらに伴う症状の緩和	IIa	A	B	II
多職種チームによる患者の身体的、心理的、精神的な要求に対する頻回の評価	III	A	D	I

図3 心不全における緩和ケアのあり方

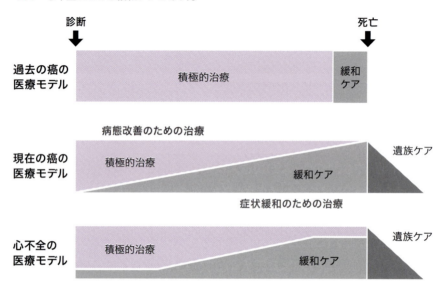

アの関わり方は、癌とはやや異なるという（**図3**）。癌は不可逆的な進行であるため、終末期は積極的治療を打ち切ることができる。これに対して心不全では、かなり進行した状態にあっても急性増悪を切り抜ければ一時的には回復することが多いため、積極的治療を完全に打ち切ることはできない。

また、緩和ケアの一環としてアドバンス・ケア・プランニング（ACP）が我が国でも導入されつつあるが、これは患者がステージCの段階にある時から議論していくべきもの。これらを踏まえ、緩和ケアは治療早期から導入が始まり、終末期でも積極的治療が残るという形になった。

Mindsの基準による推奨の併記は必要か

重症心不全の治療と研究に長く携わっている循環器内科医は「今回の改訂は新しいエビデンスも積極的に取り込むとともに、発症予防から緩和ケアまで心不全の実臨床で生じる疑問に、幅広く応えられるものになった。推奨の一覧や図表類もカラー表示され、分かりやすい」と評価する。

今回の改訂から各推奨が一覧表で提示され、推奨のクラス分類とエビデンスレベルは違う色で塗り分けられた。色使いを含め、この表記法は日本循環器学会が今後作成するガイドラインで統一されるとのこと。推奨のクラス分類とエビデン

図4 従来型およびMinds方式での、推奨の強さとエビデンスレベルの分類の違い

● 推奨クラス分類

クラス I	手技・治療が有効・有用であるというエビデンスがあるか、あるいは見解が広く一致している。
クラス II	手技・治療の有効性・有用性に関するエビデンスあるいは見解が一致していない。
クラス IIa	エビデンス・見解から有用・有効である可能性が高い。
クラス IIb	エビデンス・見解から有用性・有効性がそれほど確立されていない。
クラス III	手技・治療が有効・有用でなく、時に有害であるとのエビデンスがあるか、あるいは見解が広く一致している。

● Minds推奨グレード

グレード A	強い科学的根拠があり、行うよう強く勧められる。
グレード B	科学的根拠があり、行うよう勧められる。
グレード C1	科学的根拠はないが、行うよう勧められる。
グレード C2	科学的根拠はなく、行わないよう勧められる。
グレード D	無効性あるいは害を示す科学的根拠があり、行わないよう勧められる。

● エビデンスレベル

レベル A	複数の無作為介入臨床試験、またはメタ解析で実証されたもの。
レベル B	単一の無作為介入臨床試験、または大規模な無作為介入でない臨床試験で実証されたもの。
レベル C	専門家および/または小規模臨床試験（後ろ向き試験および登録を含む）で意見が一致したもの。

● Mindsエビデンスレベル
（治療に関する論文のエビデンスレベルの分類）

I	システマティック・レビュー/ランダム化比較試験のメタアナリシス
II	1つ以上のランダム化比較試験
III	非ランダム化比較試験
IVa	分析疫学的研究（コホート研究）
IVb	分析疫学的研究（症例対照研究、横断研究）
V	記述研究（症例報告やケースシリーズ）
VI	患者データに基づかない、専門委員会や専門家個人の意見

スレベルの定義は従来通り、ACC/AHAやESCのガイドラインと共通したものだ。

加えて今回、表1〜3のように、日本医療評価機構が提唱するMindsというガイドライン作成法での推奨のグレードとエビデンスレベルが併記された。この点について前出の循環器医は「2つの分類で定義が異なる（**図4**）ことから、患者や循環器を専門としない医師に説明する時、どちらを使えばいいか迷うことがあり

そうだ」と指摘する。

　循環器領域では従来型の表記が広く普及しており、欧米のガイドラインとの整合性も取りやすい。一方で我が国では、厚生労働省が強く推奨していることもありMinds方式が標準化しつつある。慢性腎臓病や糖尿病など循環器に関連する領域のガイドラインも既にMinds方式に移行、現在改訂作業が進んでいる高血圧もMinds方式になった。

　「標準化が進んだ結果、循環器領域を超えて議論するような場合は共通の指標があったほうが好ましいので、Mindsでの分類も併記した。ただし、ガイドライン自体はMindsにのっとって作られてはいないので、あくまでも参考としての記載と考えてほしい」と筒井氏は強調する。

　今後、日本循環器学会のガイドラインもMindsに沿って作るかは、学会のガイドライン委員会でも議論されているが、まだ結論は出ていないという。ガイドライン委員会委員長を務める木村剛氏（京都大学循環器内科学教授）は「現時点では従来型を基本とし、各班長の判断でMindsでの分類の併記を可としている」と話す。学会として難しい判断を迫られているわけだ。

　実際、2018年3月の日本循環器学会ガイドラインセッションで発表された改訂ガイドラインの中で、Mindsでの分類を併記したものは、本稿で取り上げた心不全と「遺伝性不整脈の診療に関するガイドライン（2017年改訂版）」（班長：筑波大学循環器内科学の青沼和隆氏）の2つだった。

　なお、ガイドラインは日本循環器学会と日本心不全学会のウェブサイトから、誰でも自由にダウンロードできる。また、循環器を専門としていない医師を対象にガイドラインのエッセンスをまとめた「ガイド」（名称未定）も出版予定とのことだ。

Report ▶▶▶ 「心不全パンデミック」の脅威〈1〉

急性増悪による再入院増も懸念

心不全患者、2025年には120万人超へ

三和 護（日経メディカル 編集委員）

　現在、100万人規模とされる我が国の慢性心不全患者は、団塊の世代が75歳以上に達する2025年には120万人を超える。これに、急性増悪による再入院を繰り返すという心不全の宿命が重なるため、医療体制への負荷は一気に増大する。

　高齢化の進展で懸念されているのが、心不全の患者が急増する「心不全パンデミック」。加齢とともに心不全の有病率が増えることは、著名な疫学研究である

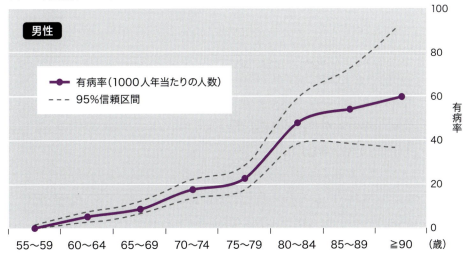

図1　年齢階層ごとに見た心不全の有病率

（出典：Gysèle S. Bleumink et al. Eur Heart J. 2004;25:1614-9.）

ロッテルダム研究（Eur Heart J.2004;25:1614-9.）によって明らかになっている。

　オランダのある集団において心不全の有病率を追ったところ、男性では60歳を超える辺りから増加し、75歳から80歳にかけて一気に加速。90歳以上では1000人年当たり60人を超えてしまう（**図1**）。男性より立ち上がりは遅いが、女性でも同じようなカーブが描かれることが分かっている。

　世界で類を見ないスピードで高齢化が進む我が国では、心不全の有病率は急上昇すると考えられている。慢性心不全患者は現在、100万人規模と推測されるが、2020年にかけて加速し、2035年には130万人にまで増加してピークに達すると予測されている（Circ J.2008;72:489-91.）。

　絶対数の増加に加えて、そのスピードが速いことも医療体制を疲弊させる要因となる。本来は感染症領域で使われる、「パンデミック」という言葉が用いられるゆえんだ。

急性増悪による再入院も頻発

　もう1つ、心不全そのものが抱える病態の特徴が、医療体制の疲弊に拍車を掛けると懸念されている。それは急性増悪を来して再入院する患者が多いという点だ。心不全患者の再入院率は、退院後の1年間で20〜40％といわれる。

　加えて、3回、4回と再入院を繰り返す患者の存在も問題となる。ある大学病院では、自院における心不全の入院患者を調べたところ、調査期間の1年以内に再入院歴を認めた患者は40％近くに上っていた。心不全の再増悪をはじめとする予期せぬ循環器系の病気で再入院した患者は25％だった。この患者群について再入院の回数別に見たところ、2回は50％超で、3回が30％超、4回以上も2％弱あったという。

　高齢化に伴い有病率が上昇するのに加えて、再入院を繰り返す患者が多いことが、心不全パンデミックの核心だ。果たして、現状の医療体制で、この脅威に立ち向かえるのだろうか——。例えば、急性増悪を来した患者の最初の受け皿となり得る救急はどうなるのか。

　救急搬送件数は全国的に増加している。一方で、受け入れ側の医療機関数は横ばいで推移している。ただ、都道府県別に見ると、東京都のように救急告示医療機関数が減少の一途をたどっている自治体もある。

　東京消防庁によると、2014年の救急車の出動件数は75万7554件だった。前年からは1.1％増で、2010年から5年連続で増加している。出動理由の内訳を見

ると、「急病」が65％と最も多い。年齢別では65歳以上の高齢者が50％近くで、75歳以上も3分の1を占めるまでになっている。

2009年を100とした場合、2013年の高齢者の搬送人員数は127となる。非高齢者は102であり、最近の増加は65歳以上の高齢者の搬送増が著しい。また、高齢者の場合は中等症以上が60％で、非高齢者の40％に比べて重い症例が多いのも特徴だ。

その一方で、需要増に供給能が追い付いているかというと、現実は厳しい。例えば1998〜2014年の救急車の出動件数は、約4割増となっている。しかし、この間に都内の救急告示医療機関は、411施設から322施設へと約2割減となっている（図2）。こんな状況下で心不全パンデミックに見舞われたら、あっという間に救急医療はパンクしてしまうに違いない。

東京消防庁としても、「今後見込まれる高齢者の救急搬送の増加には、強い危機感を持っている」（救急部副参事の緒方毅氏）。そのため、「救急相談センター」の展開など、今取り得るあらゆる対策に着手している。

2014年実績で42秒に1回の頻度で救急車が出動している東京消防庁は、2015年10月から救急車両が3台増え、計243隊の体制に入った。それでも、救急隊員が日夜フル稼働の状況下にあることは、ほとんど知られていない。

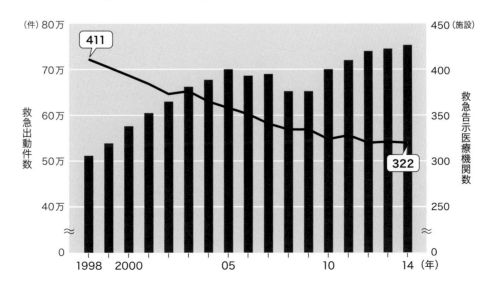

図2　東京都における救急出動件数と救急医療体制の推移（東京消防庁による）

図3　月ごとに見た急性不全患者の緊急入院例

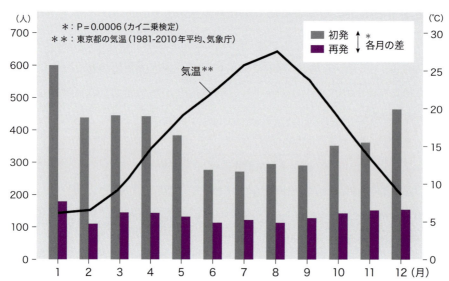

冬場は年平均の1.5倍に

　心不全には、発生が短期間に集中するという特徴もある。これもパンデミックと呼ばれる理由の1つとなる。例えば、都内のCCUを有する71医療施設（計443のCCU病床）が参加する東京CCUネットワークのデータによると、冬場は年平均の1.5倍もの心不全患者が救急搬入されている（図3）。冬季はインフルエンザや肺炎などへの罹患が、心不全発症の引き金となり得る。高齢者ほど、ワクチン接種による予防が欠かせないことは、言うまでもない。

　さらには、東日本大震災を機に心不全が多発したように、大きな災害が発生した場合への備えも必要だ。

　このように、ごく短い期間に集中的に心不全が発生するリスクも存在するわけで、現状の医療体制のままでは乗り切れるものではない。救急搬送に至る前の段階からの、より積極的で包括的な介入が必要になる。

　では何から手を付けたらいいのか。次ページからは、医療機関が取り組むべき対策について見ていきたい。

Report ▶▶▶ 「心不全パンデミック」の脅威〈2〉

急性増悪防ぐ介入ポイント

「隠れた心不全」も拾い上げ、先手を打つ

三和 護（日経メディカル 編集委員）

　心不全の急増を抑制するためには、臨床経過の全貌を把握しておく必要がある。多職種による心不全チーム医療を実践するなど、新たな取り組みを展開する兵庫県立尼崎総合医療センターの佐藤幸人氏に、心不全の臨床経過と介入ポイントを聞いた。

―― 心不全患者は、あと10年で、新たに20万人も増えると予測されています。

佐藤　その数字は、心不全と診断された患者の数字です。埋もれている心不全、つまり診断できていない患者や心不全の予備群まで含めると、かなりの数に上るのではないでしょうか。それなのに、心不全を専門とする循環器医師は、全国で1000人程度です。これでは全然、足りないのです。

―― 専門の医師が対応できる数字を超えてしまっているのですか。

佐藤　心不全の患者さんには、10年前後の療養期間中に、多い場合は最大で10〜15回の入退院を繰り返しながら症状が悪化していく症例があります。1回当たりの入院期間は約20日です。医療費は入院1回当たり約100万円とのデータもあります。このまま放っておくと、莫大な医療費が必要になるわけです。ですから早め早めの手を打っていかなければなりません。

悪化因子や予後不良因子を知る

―― そもそも心不全とはどのような病態なのでしょうか。

佐藤　心臓の収縮能力や拡張能力が低下するなどにより、心臓の内圧が高まり、

133

その結果、臓器うっ血や呼吸困難、運動能力の低下を来してしまう症候群といえます。重症者では心拍出量が低下してしまいます。

　心不全の原因疾患は、(1) 虚血性心疾患、心筋梗塞、(2) 高血圧、(3) 心房細動などの不整脈、(4) 拡張型心筋症、(5) 弁膜症、先天性心疾患─などが上位にきます。このうち (1) と (2) または (3) は、生活習慣病を基盤としていますから、検診などで介入できれば新規の心不全発症を抑制することが可能です。(4) や (5) の原因疾患については、新たな治療法が出るなど進歩が見られ、今後、予後も改善していくと思います。

── 心不全を悪化させる因子や予後不良因子も重要と伺いました。

佐藤　早期に把握すれば、それだけ悪化因子の影響を最小限に抑えられるからです (詳細は137ページ「心不全ハイリスク者への積極介入がカギ」を参照)。

　心不全の悪化因子は、内服や通院の中断のほか、塩分や水分の過剰摂取、疲労、特に呼吸器系の感染症の合併、さらには血圧の上昇、虚血悪化、不整脈の悪化などです。これらは臨床的によく遭遇するものです。こうした悪化因子をきっかけに急性増悪を来して急性心不全に至り得ます。

── 予後不良因子のほうは?

佐藤　腎不全や貧血などの合併症、抑うつ、低栄養、さらに社会的サポートがないことも知られています。独居の高齢者で介護サービスなどを受けていない人などです。

── 心不全の臨床経過とは?

佐藤　図1に典型的な心不全の臨床経過を示しました。理解を助けるために、米国心臓病学会財団 (ACCF) と米国心臓協会 (AHA) の心不全ガイドライン (詳細は「心不全ハイリスク者への積極介入がカギ」の図2参照) からステージ分類も追加しました。

──ステージに呼応する形で介入ポイントが存在するのですね。

佐藤　心不全の現場で、医療者が危機感を最も感じるのはステージDでしょう。ここでは、急性増悪への対応が介入ポイントです。前述したような悪化因子の把握が必要になります。こうした悪化因子や予後不良因子の把握と介入においては、多職種によるチーム医療が重要です (詳細は144ページ「多職種による介入は必須条件」を参照)。医師はもちろんですが、看護師や薬剤師、栄養士、理学療法士らが束になって対応すべきなのです。

── 悪化因子を早期発見し、適切に対応すると、急性増悪は防げますか。

佐藤　図1の❸の辺りには身体活動の低下を表す深い谷が描かれていますが、

図1 心不全の臨床経過に見る介入ポイント（佐藤氏による）

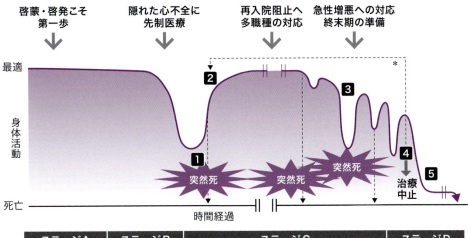

（参考：Goodlin Sj, J Am Coll Cardiol. 2009;54:386-96. Circulation.2013; 128: e240-e327.）

　少なくともこの谷底を浅くすることはできるはずです。連続で介入できれば、その後に控える谷も浅くできるし、急性増悪の発生間隔も延ばせると思います。その結果、なだらかな曲線を描いて穏やかな終末期 5 を迎えられることが期待できます。

——ステージCのポイントは？

佐藤　「再入院阻止」です。ここでは生活指導が大切です。いくら治療介入を続けても、生活習慣が改善しなければ、再入院は防げないのです。

——ステージBではいかがですか。

佐藤　「隠れた心不全」への対応です。ここでは、器質的心疾患があるものの、

さとう ゆきひと氏●
1987年京都大卒。同大循環器内科入局、94年に同大学院修了。同科病棟医長を経て、2004年から兵庫県立尼崎病院（現兵庫県立尼崎総合医療センター）循環器内科に勤務。07年から同科部長。研究テーマは心不全のバイオマーカーなど。

心不全の症状あるいは徴候がない段階の患者を拾い上げることが目標になります。多くの場合、このステージを通り過ぎて、気づいたらステージCだったという症例が多いのです。

── 例えば糖尿病は心不全リスクが高いので、積極的に心不全の介入をすべきとの意見もあります。

佐藤 それは先制医療と理解できます。拾い上げには心筋バイオマーカーであるBNP（脳性ナトリウム利尿ペプチド）やNT-proBNP（N末端プロ脳性ナトリウム利尿ペプチド）が有用です。採血のみで結果が得られますので、無理なく導入できるはずです。もちろん診断には、バイオマーカーだけでなく、症状とともに心エコーなどの他の検査所見を組み合わせて総合的に判断することが必要です。

── 糖尿病の患者を診ている医師が、心エコーまでは対応できないといった場合は？

佐藤 BNPでスクリーニングし、高値であれば連携する病院の循環器専門医に依頼してみてはどうでしょうか。

── ステージAは心不全の臨床経過で見ればかなり上流となります。

佐藤 ここでは「啓発」がポイントになります。一般の人だけでなく医療者に対する啓発も必要です。

認知症合併も難題

── 高齢者の場合、複数の疾患を抱えていることがあります。

佐藤 図1の臨床経過はあくまでも典型例です。実際には、例えば私のところでは6割もが心不全以外の疾患を合併しています。原因疾患である糖尿病や高血圧、動脈硬化性疾患などを抱えているのです。こうした患者は合併症への対応も並行して進めないといけません。また、高齢の心不全患者には認知症も増えています。教科書的な対応だけでは解決できないことも多くあり、多職種チームの重要性が高まります。

Report ▶▶▶ 「心不全パンデミック」の脅威〈3〉

ステージ別の先制医療

心不全ハイリスク者への積極介入がカギ

三和 護（日経メディカル 編集委員）

　心不全に関するガイドラインは、治療戦略を組み込んだものが既に出来上がっている。しかし、実臨床では心不全治療の入り口と出口で課題が山積。特に、心不全のハイリスク集団に対しては、必要な先制医療がほとんどできていないのが現状だ。

　「急性心筋梗塞で効果が表れているように、Medical Environment（医学的環境）を改善していけば、急性心不全で搬入される救急患者も減っていくのではないか」。こう話すのは武蔵野赤十字病院（東京都武蔵野市）循環器科の宮本貴庸氏。東京CCUネットワークの一員として、長らく急性心血管疾患の緊急入院患者の治療に当たってきた経験に基づく意見だ。ここでいう医学的環境とは、市民への知識の普及、救急搬送の改善、早期診断と早期治療の進展などを指す。

　東京CCUネットワークは、東京女子医科大学の榊原仟氏、廣澤弘七郎氏、日本医科大学の木村榮一氏らの提唱により1978年に発足した。現在、都内の心臓血管疾患集中治療部（CCU）を持つ71医療機関（計443のCCU病床）が加盟する。救急搬送において、重症例を積極的に受け入れることで東京都の救急医療を支え、医学的環境の改善に貢献してきた。

　ネットワークでは、搬入された救急症例の登録研究も進めている。宮本氏は、その1つである「心不全班」に属するが、これまでの研究により急性心不全例の抱える問題点が明らかになってきた。

　ネットワークの発足当時は急性心筋梗塞が主だった。しかし最近は、急性心不全の患者が目立つようになっている。例えば、2005〜09年にネットワーク内の施設に入院した急性心不全例は2万3840例で、急性心筋梗塞の2万2955例を上

回った。「その後も心不全例の患者が増える傾向にある」(宮本氏)。

また、急性心筋梗塞例を解析したところ、軽症例(Killip分類のI)が全体の70％以上へと増えていた。これに対して急性心不全例は、中等症から重症例が大半である現実が明らかになった。

急性心筋梗塞において、「軽症化の原動力になったのが医学的環境の整備」(宮本氏)だ。同様に医学的環境を整えていけば、心不全の急性期死亡率の改善と救急搬送を必要とする急性心不全患者の総数の減少が実現できるのでは、というのが宮本氏の見方だ。

一般医も交えた入り口の議論を

日本循環器学会の心不全関連のガイドラインの作成に携わるなど、心不全研究を牽引する1人である北里大学の猪又孝元氏も、医学的環境の整備、特に早期診断・早期治療の体制づくりを急ぐべきと訴える。「心不全リスクを抱えた状態の患者をいかにして診ていくのか。この心不全の入り口の議論は、まだこれからだ」(猪又氏)。

図1は米国心臓病学会財団(ACCF)と米国心臓協会(AHA)が作成した心不全ガイドライン(2013年版)だ。心不全を大きく4つのステージに分け、それぞれの段階での治療目標と具体的な治療法をまとめている。

猪又氏が入り口の議論と指摘したのは、「器質的心疾患があるが心不全の症状あるいは徴候がない状態」であるステージBのことだ。「ガイドラインなどが整備されて、心不全治療の基盤は整ってきた。しかしステージBにおいて、現実の臨床現場は、ほとんど動いていないといっていい」。

その根拠の1つは、「心不全のハイリスクであるが器質的心疾患や心不全の症状がない」というステージAの段階だった患者が、ステージBを飛び越えて、いきなりステージC(器質的心疾患があり心不全の症状もある段階)として発見される事例が目立つことだ。

加えて、循環器専門医の中には「自分たちが介入すべき領域はステージCから」とする意見も根強いのだという。これが、より上流のステージから攻めるという、いわゆる先制医療が進まない遠因ともなっている。

対策として猪又氏は、「ステージAの患者を診ているプライマリ・ケア医らが、ステージBの患者を早期診断する仕組みを整備すること」と指摘する。その際に有効なのが心筋バイオマーカーによるスクリーニングだ。前記事で兵庫県立尼崎

総合医療センターの佐藤幸人氏も触れていたように、採血のみで結果が得られる
BNPやNT-proBNPの検査はプライマリ・ケア医の段階でも有効なはず。これに
心エコーを加えれば、ステージBの患者を早期に拾い上げるシステムは出来上が
る。あとは、かかりつけ医が循環器専門医と協力して治療を行う体制を築けばよ
い。

亀田総合病院の鈴木誠氏も、協力関係を築いている地元のプライマリ・ケア医
らに対して、ステージAの段階にある患者に心不全スクリーニングを行う意義を
説いて回っている。

「生活習慣病の患者や高齢者に潜んでいる心不全予備群を見つけることが、心
不全の重症化を防ぐという治療戦略の決め手となる」。こう話す鈴木氏は、「特に、
心不全リスクの高い糖尿病の患者を診ている医師らには、心不全の重症化阻止
に一緒に取り組んでもらいたい」と力説する。

実践面では既に「心筋バイオマーカーを用いた病診連携」を目指した試みを展
開している。これは、日本循環器学会のガイドラインが示している心不全診断フ
ローチャート(**図2**)を駆使して、プライマリ・ケア医に心不全予備群(=ステージB)
である可能性が高い症例を拾い上げてもらい、さらに心エコー検査を行って心不
全の早期診断につなげるというものだ。

これまでの協力医らとの共同研究の結果、プライマリ・ケア医がスクリーニング
した患者のうち心エコー検査を実施できた患者の半数以上に拡張障害が見つ
かっているという。「まだ初歩的な検討だが、病診連携によって心不全の早期診
断が進むのは間違いない」(鈴木氏)。

終末期医療も大きな問題

前出の猪又氏は「心不全の入り口とともに、出口の議論も深まっているとは思
えない」と指摘する。ステージDである難治性心不全への対応については、治療
介入の効果が期待できない患者が存在するのも事実。このような患者に対して、
医療に何ができるのか——。このテーマこそが、猪又氏が十分に議論されていな
いと指摘する心不全の出口の議論だ。医師の目の前には、「治療はどこまで続け
るべきなのか」「治療中止の判断は何を基準としたらいいのか」などといった問題
が山積している。

日経メディカルの2014年9月の特集「患者の最期 どう向き合う」では、循環器
領域でも検討が始まったアドバンス・ケア・プランニングを取り上げた。これは、入

図1 心不全のステージ分類と治療目標（ACCF/AHA心不全ガイドライン2013）

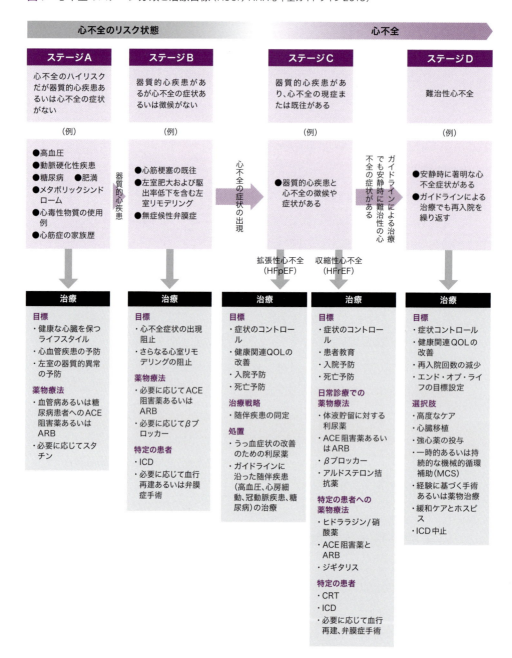

(出典：Yancy. CW et al. 2013 ACCF/AHA Guideline for the Management of Heart Failure: A Report of the American College of Cardiology Foundation/American Heart Associarion Task Force on Practice Guidelines. Circulation.2013;128:e240-e327.)

図2　心不全診断のフローチャート

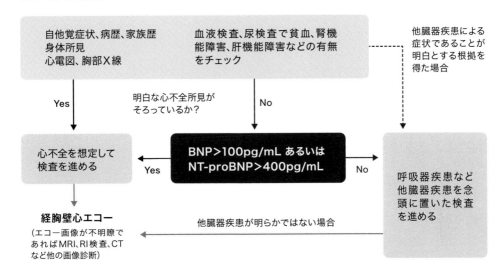

（出典：慢性心不全ガイドライン[2010年改訂版]）

　退院を繰り返す重症心不全に至る前から、患者に「自らの末期医療のイメージ」を持ってもらい、それを家族はもとより、治療に当たる医療者らと共有していくプロセスのことだ。

　具体的には、目の前の患者が心不全のステージDに近づいていると医師が判断した場合に、緩和ケアへの移行を検討することが第一歩となる。次いで、この時点での患者の意思決定を支援して、患者と医療者の両者で、最期のイメージをあらかじめ共有しておこうというものだ。

　図1のガイドラインにも、ステージDの治療目標に「エンド・オブ・ライフの目標設定」が挙がっている。アドバンス・ケア・プランニングのようなプロセスを踏んでいれば、治療中止という医師の判断は、患者本人の意思を尊重したものとなるに違いない。しかし、現実はどうなのか。猪又氏が懸念するように、医療界だけでなく社会一般をも巻き込んだ議論はまさにこれからだ。心不全パンデミックが起こってからの対応では、現場の混乱に拍車を掛けるだけの結果になるだろう。

Report ▶▶▶ 「心不全パンデミック」の脅威〈4〉

心不全専門の「診-診」連携を
循環器専門診療所が振り分け機能

三和 護（日経メディカル 編集委員）

　心不全患者の急増に対応するには、プライマリ・ケア医の参画が欠かせない。大西内科ハートクリニック（三重県津市）は、循環器専門診療所の新たな機能に挑んでいる。病院とかかりつけ医の中間にあって、心不全患者の振り分け機能を担う試みだ。

　「大学病院で重症の心不全患者の治療に当たっている時は分からなかったことが、開業して初めて見えてきた」。こう語るのは、大西内科ハートクリニック院長の大西勝也氏だ。7年前に父親の医院を継承。開業後も、三重大学大学院循環器腎臓内科客員准教授として後進の育成にも当たっている。

　見えてきたものの1つは、高齢の患者は「おっくうだ」という理由で、循環器専門医がいる病院に行きたがらない現実だ。地方では自宅から病院までが遠く、アクセスが不便な地域が多い。そのため息切れや疲労感、むくみなど、早めの受診が必要な心不全の症状が疑われるにもかかわらず、かかりつけ医の勧めになかなか応じようとしない患者が存在するという。

　大西氏は今後の心不全急増を考えると、循環器専門診療所の新たな機能が求められていると話す。それがRespite（一時的な解放）、Refuse（避難）、そしてGatekeeper（振り分け）だ。自ら、3年前からこうした機能を果たす診-診連携を実践している。

　流れはこうだ。非循環器系のかかりつけ医から心不全が疑われる患者を紹介してもらい、大西氏のところで診察する。多くの症例は、この段階の治療で症状が改善し、その後、紹介元のかかりつけ医へ逆紹介となる。治療の段階で入院が必要と判断した場合は、連携病院に患者を紹介する。

図1　心不全専門の診-診連携のイメージ（大西氏による）

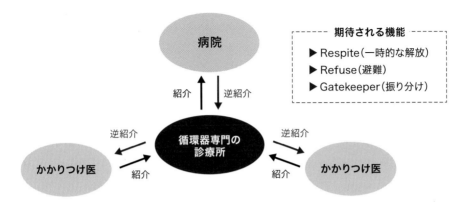

　「Respiteは、患者を診ている心不全管理に不安を持っている、かかりつけ医に必要。Refuseは患者のための機能だ。私が心不全患者をいったん引き受けることで、かかりつけ医も患者も、心不全の疑いを抱えたままの状態から解放される」（大西氏）。心不全の専門医として重症度を判断し、必要に応じて病院も紹介するGatekeeper機能も果たせる。
　これまでこのシステムで100例ほどを診てきたが、病院側から退院後の心不全管理を依頼される事例も出るなど、周囲の理解は広がっている。

ガイドラインに沿った治療

　循環器専門診療所で行う診療は、「心不全ガイドラインに準拠した内容で、特別なものではない」。こう語る大西氏が新たな機能の確立に動いたきっかけは、2012年に発表されたある論文（Am Heart J. 2012;163:252-9.）だった。これは心不全患者を対象に、循環器専門医によるコンサルトがある患者群とない患者群で、治療効果を比較したものだ。結果は、コンサルトがある患者群の成績が有意に良かったのだ。
　大西氏が試みる循環器専門診療所の新機能は、心不全パンデミック対策の切り札となるに違いない。

Report ▶▶▶ 「心不全パンデミック」の脅威〈5〉

心不全看護認定看護師の養成も急務

多職種による介入は
必須条件

三和 護（日経メディカル 編集委員）

　心不全の急性増悪時の対応はもちろん、その前段の再入院予防においても、多職種による介入は戦略上、必須条件となる。その推進役となる心不全専門の看護師養成も急務だ。チームを構成する看護師、栄養士らは今、何が問題と考えているのか。

　兵庫県立尼崎総合医療センターでは、2009年から心不全多職種カンファレンスを継続している。心不全のある患者を対象に、多職種でなければ気づかない問題点を洗い出し、介入法を模索することが目的だ。

　カンファレンスに臨むのは、心臓リハビリテーション室のスタッフ、慢性心不全看護認定看護師（詳しくは後述）、薬剤師、管理栄養士、医師らで構成する心不

図1　多職種による心不全チーム医療の全体像とそれぞれの役割（兵庫県立尼崎総合医療センター）

心臓リハビリ室
運動能力のチェック
服薬、栄養状態把握

**認定看護師による
心不全外来**

薬剤部
外来患者教室

医師
入退院回避の工夫
外来点滴
陽圧換気療法（ASV）導入
トルバプタン導入

管理栄養士
外来での栄養指導
外来患者教室

全医療チームだ（**図1**）。心臓リハビリテーション室では、患者の運動能力をチェックするとともに、服薬や栄養状態の把握を行う。看護師は心不全外来を通じて患者の療養を支援し、管理栄養士は外来での栄養指導のほか、外来患者向けの栄養教室を開いている。

　以下の囲み記事で紹介する事例のように、チームとしての介入が実を結んだ例は数知れないという。

兵庫県立尼崎総合医療センター・管理栄養士の前田珠美氏に聞く
「体重を増やさない」を「食べてはダメ」と誤解

　兵庫県立尼崎総合医療センターで管理栄養士として心不全チームに参加している前田珠美氏に問題点を聞いた。

―心不全外来などで、最近、対応が難しかった事例はありますか。

前田　体重を増やしたらいけないと指導されていたために、食事を控えていた90歳代の患者さんがいました。当院には心不全の軽度の増悪で入院。感染症があったのですが、抗菌薬の治療で軽快し、退院となりました。退院後は、押し車を使って買い物にも出掛けていました。しかし、体重が変わっていないのに、筋力が落ちてきたのが分かったのです。結局、「体重を増やしてはいけない」という指導を「食べてはダメ」と受け取ってしまい、きちっとした食事をしていなかったことが分かったのです。水分を過剰に取っていたため、見かけ上の体重は変わらなかったのです。

―どうやって把握したのですか。

前田　定期的に通っていた心臓リハビリテーション室でモニタリングと退院後のフォローアップをしていました。その中で、リハビリスタッフが筋力の低下に気づき、私のところに連絡が来たのです。

―対応はどうされたのですか。

前田　まず、体重を増やさないという指導は、食べてはいけないということではないと説明し、納得してもらいました。その上で、栄養面のチェックを行い、バランスの良い食事にする工夫などを説明しました。このように「体重を増やさないように」という指導を「食べてはダメ」と誤解している例はほかにもあります。

外来と在宅の連携に腐心

　一方で、外来だけでは、在宅療養中の患者を十分にフォローできないという問題がある。

　「訪問看護師らとの連携を模索している段階」。こう話すのは、同センターで心不全外来を担当する看護師の鷲田幸一氏だ。最近、本人には心不全の自覚症状が少なく、患者本人は普通に生活していると思っているのだが、診察のたびに心臓への負荷の程度を示すBNPが高値となって、最終的に入院治療を余儀なくされる例が目立つという。鷲田氏は、このような患者では生活環境の把握が必要と考え、本人や家族からじっくり話を聞くことにしている。

　「例えば、まきの積み替えなど、本人の心臓の予備能を超えると思われる身体活動が分かった高齢の患者さんがいた」（鷲田氏）。この患者は、通院のために車で3時間を要する場所に住んでいたため、日々の生活の把握から心不全管理の強化を目的とし訪問看護師に入ってもらったという。訪問看護師との連携は、「心不全増悪を予防しながら患者さんの住み慣れた環境での生活を支援することが重要だと考えた」からだ。このように外来と在宅の連携により、心不全の急性増悪の予防が期待できる例は多い。

　鷲田氏はまた、心不全末期から終末期へ移行する患者については特に、在宅部門との協力が必要と指摘する。同センターでも、2年前から心不全患者への緩和ケアに取り組んでいる。しかし、緩和ケアを求めるすべての患者をカバーできるわけではない。「在宅での緩和ケアを担当する医師が不足している」（鷲田氏）ことも問題という。この点は、1つの病院だけで解決できるものではない。社会全体として対応を検討しなければならない問題だ。

心不全看護認定看護師への期待

　入院から外来、外来から在宅という流れの中での多職種によるチーム医療において、中心的な役割を担うと期待されているのが「慢性心不全看護認定看護師」だ。日本看護協会が認定しているもので、現在、兵庫県看護協会と北里大学看護キャリア開発・研究センターが教育機関として育成に当たっている。2012年からこれまでに計233人の認定看護師が誕生した。

　認定後の看護師が従事する所属部署を見ると、病棟が186人と圧倒的に多い。

訪問看護ステーションや在宅部門はまだいないが、ICUやCCUなどは29人、外来も14人と、部署に広がりが見えている。

認定看護師に対する評価も高まっている。兵庫県看護協会で慢性心不全看護認定看護師教育課程主任教員を務める前田靖子氏は、「循環器専門医らの心不全看護認定看護師に対する意識が変わってきた。医師から認定看護師に関する講演依頼があり、この2、3年大学病院からの受講者が増えている」と話す。その機能を理解し、臨床場面で認定看護師を頼りにする専門医が増えてきたのだという。

確かに、今回の特集で取材候補に挙がった医療機関のほとんどに、この資格を有する看護師が存在した。前出の鷲田氏もこの資格を持ってチーム介入を牽引している1人だ。

ただし、慢性心不全患者が100万人と推測されている中で、まだ200人余りでは心もとない。認定看護師を増やすには、「やはり診療報酬面で評価してもらうことが必要だが、まずは心不全患者の生活支援には認定看護師の存在が不可欠であることを、認定看護師自身が世間にアピールすること」（前田氏）だろう。

患者の経験に寄り添う介入

では心不全看護認定看護師は、どのような視点で心不全患者に介入しているのか。兵庫県看護協会で慢性心不全看護認定看護師の育成に携わっている榊原記念病院（東京都府中市）の阿部隼人氏に事例を紹介してもらった。

症例は70歳代の男性で、大工職人歴があり、長い間、材木作業に携わってきた。この経験が、心不全発症後の本人が望む生活と、実際の運動耐容能のギャップの根底にあった。初回入院から2カ月後に、自宅の改装作業中に心不全の急性増悪を来して緊急入院し、一命を取り留めた。

阿部氏らは、患者に自身の経験を語ってもらいながら、問題解決のための患者教育を進めていくRepresentational Approachと呼ばれる方法で介入した。これは、具体的には7つのステップからなる（**表1**）。

まず、長年材木作業に携わってきた経験に焦点を当てて話を聞いた。すると、現在の運動耐容能を上回る活動をしていたことが分かり、「今までそのような作業をしても大丈夫だったという経験が自宅改装やまき割りをしても大丈夫という認識につながった」と判断できた。このため「A氏に対しては、すぐに生活を変えさせるよりは、自分で自分の状態を説明しながら問題点に気づいてもらうのが大

147

症例

本人が望む生活と運動耐容能との間にギャップを認める症例
（日本心臓血圧研究振興会附属榊原記念病院の阿部隼人氏による）

【背景】A氏（男性、70歳代前半）。身長160cm、体重68kg

【主訴】倦怠感、食欲低下

【診断名】心不全（ステージC）

【基礎疾患】拡張型心筋症、慢性心房細動、慢性腎臓病、中枢性無呼吸

【職業】大工職人歴あり

【現病歴】2年前に拡張型心筋症、慢性心房細動、慢性腎臓病と診断され通院中。2カ月前、過活動による心不全急性増悪によりY病院に入院。これが初回入院だった。心不全パンフレットによる教育を受けて退院。退院後約2カ月で自宅の改装に伴う作業に従事した際、心不全急性増悪を来して緊急入院となった。

【看護の実際】過活動が原因で心不全急性増悪を来したA氏は、自身が希望するまき割りや自宅の改装などが、心負荷となる可能性が高かった。

A氏の自己管理（セルフケア）能力を高めるには、A氏自身が低下した心機能や運動耐容能を認識し、増悪予防や早期受診といった療養行動の選択ができるよう関わることが必要と考えた。そのため、Representational Approachの手法で、A氏が体験した心不全症状や徴候を尋ねながら、心不全への解釈と結び付けていけるようにした。またA氏が語ることで、自らの身体変化を認識し運動耐容能に合った療養行動を考えるきっかけが生まれるように支援した。その結果、A氏から、心負荷を考えた上で、もう一度自分の生活を変えようとする言動を得られ、行動変容につながったという。

表1 Representational Approachのステップ（阿部氏による）

ステップ1	心不全増悪の原因について、患者が考えていることと実際のギャップを明確にする
ステップ2	患者がどうしてそう思うのかを明確にする
ステップ3	患者の考えを変えるための状態をつくる
ステップ4	患者の考えを変える情報を提供する
ステップ5	提供した情報を実践するとどのようなメリットがあるのかを話し合う
ステップ6	個々のゴールを達成するために戦略を考える
ステップ7	実践の評価

事」と判断。「あえて心不全患者のパンフレットを渡すだけにとどめ、介入をしない介入をした」（阿部氏）という。すると、A氏から「どのぐらい動けるのか知りたい」という発言が出て、次のステップへ介入を進めることができた。

引き続き、療養体験や現在実感している身体状況を具体的に引き出しながら、身体変化や療養行動について考えるきっかけをつくった。最終的に、A氏自身より「入院はしたくない」という発言を得たため、「心負荷を考慮した療養行動が再入院の予防につながる」と説明した。その後、自身の心臓やこれからの生活についてどのように考えるかと尋ねると、「材木作業はほかの人にやってもらおうと思っている」と発言。身体活動に対する認識の変化が得られたという。

心不全チーム医療に研鑽の場

心不全のチーム医療を普及させる動きも広がっている。兵庫県立尼崎総合医療センターの佐藤幸人氏の提案を機に2013年に発足した兵庫・大阪・京都心不全チーム医療研究会もその1つだ。年2回の研究会を開催し、2014年には、西日本心不全チーム医療研究会に名称を変え活動を継続している。世話人には20余りの施設から約30人が名を連ねる。より多くの専門職の参加を促すことも目的に、最近ホームページでの情報発信もスタートさせたところだ。また、のちに心不

全緩和研究会に改名した研究会の活動は、2017年9月に、1冊の本として結実した。『心不全緩和ケアの基礎知識35』（文光堂）がそれだ。心不全患者とその家族のために知っておきたい緩和ケアの考え方をまとめている。

　一方、チーム医療の効果を検証する研究も進む。亀田総合病院の鈴木誠氏らの検討では、新規心不全入院患者において、チームで介入することで退院後30日以内の再入院率が3分の1に改善したという。こうしたデータを積み上げ、社会に発信していくことは、心不全のチーム医療を広げていく力となるだろう。

Report ▶▶▶ 「心不全パンデミック」の脅威〈6〉

多職種介入で再入院率を半分に

2次医療圏ごとに
心不全センターを配置

三和 護（日経メディカル 編集委員）

　2011年、広島大学病院の心不全センターは、院内横断型の組織として発足した。その後、2次医療圏ごとにセンターを配置するという広島県の事業に発展。多職種による情報共有に基づく介入で、医療費半減という成果を収めつつある。

　「循環器の医師だけでは心不全は手に負えない。これが病院横断型の組織とした理由だ」。心不全センターの提唱者で、現在センター長を務める木原康樹氏の言葉だ。

　心不全センターは、同時期にスタートした心不全外来と対をなす。前者は入院患者に対して、各領域の専門医、看護師や栄養士、薬剤師、歯科医師らがサポートする機能を持つ。後者は、主治医と心不全の専門看護師らがチームを組んで退院後の心不全患者をフォローするものだ。

　「心不全センターの中心機能は、患者一人ひとりについて、様々な領域の職種が集まり、徹底したカンファレンスを行うことだ」（木原氏）。主治医はもちろん、看護師や薬剤師、栄養士や理学療法士、ソーシャルワーカーらがそれぞれの立場から患者の日常生活動作を評価し、退院後の心不全管理の方針を決定していく。退院後の評価や管理方法の調整は、心不全外来を通じて継続する。

　大学病院が退院後の生活指導まで視野に入れるのには、訳がある。「心不全患者の再入院を防ぐためには、患者の家の事情から食生活、生活のサポート状況などまで視野に入れた対応が必須」（木原氏）だ。

　「大学病院が従来の重症心不全治療を自らの守備範囲と固執している限り、心不全患者が急性増悪を来して再入院を繰り返すという事態を打開することは不可能」との判断がセンター構想の根幹にあった。

図1 広島県が進める心不全センターと地域心臓いきいきセンターの整備

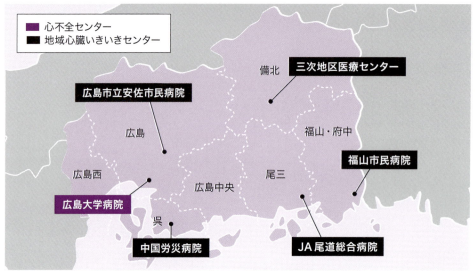

（広島県の資料をもとに編集部で作成）

医療費半減を達成へ

　広島大学方式の心不全センターはその後、2次医療圏に1つのセンターを整備するという広島県の心不全地域連携サポートチーム体制構築事業（心臓いきいき推進事業）に発展した。現在、広島大学も含め6つのセンターに広がっている（**図1**）。事業の目標は、2012年に31.3％だった心不全患者の再入院率を、2017年には半減させることだった。取材当時、木原氏は、「再入院率の半減達成は、ちょっと難しいかもしれない」と控えめだったが、患者1人当たりの医療費は、既に半減できる見通しが立っていると話していた。

　2015年8月。三次地区医療センター（安信祐治院長）が主催する「心臓いきいきキャラバン研修会」が開催された。テーマは「地域連携で支える心不全患者」だ。広島県の心不全センターは、入院・外来から在宅も視野に入れる段階に入っている。

■ 重要資料

循環器疾患の患者に対する
緩和ケア提供体制のあり方について

・厚生労働省の「循環器疾患の患者に対する緩和ケア提供体制のあり方に関するワーキンググループ」（座長：広島大学大学院医歯薬保健学研究科循環器内科学教授の木原康樹氏）がまとめた報告書。2018年4月に公表。

・循環器疾患における緩和ケアについて取り上げている。

・循環器疾患患者の全人的な苦痛（身体的苦痛、精神心理的苦痛、社会的苦痛）を解説した上で、循環器疾患の臨床経過を踏まえた緩和ケアのあり方を論じている。

・緩和ケアチーム体制の方向性にも触れ、また緩和ケアにおける循環器疾患と癌との共通点や相違点にも言及している。本文は次ページ以降に収録した。なお、図表類は原文を基に編集部で作成した。目次と議論の経過は割愛した。

第1　はじめに

2016（平成28）年12月に改正された「がん対策基本法」において、緩和ケアについては、「がんその他の特定の疾病に罹患した者に係る身体的若しくは精神的な苦痛又は社会生活上の不安を緩和することによりその療養生活の質の維持向上を図ることを主たる目的とする治療、看護その他の行為をいう」と定義されている。

こうした中、循環器疾患等のがん以外の疾患に対する緩和ケアについては、2016（平成28）年5月に設置された「がん等における緩和ケアの更なる推進に関する検討会」（以下「検討会」という。）が、2016（平成28）年12月にとりまとめた「がん等における緩和ケアの更なる推進に関する検討会における議論の整理」において、今後の対策についてワーキンググループ等を設置して検討すべきであるとされた。

このため、2017（平成29）年9月に循環器疾患の緩和ケアについて検討するため、検討会の下に「循環器疾患の患者に対する緩和ケア提供体制のあり方に関するワーキンググループ」を設置し、循環器疾患の緩和ケアについて議論を開始した。

循環器疾患の経過ががんと異なることを考慮しながら議論を行う中、循環器疾患における緩和ケアのニーズの認識と正確な概念について、患者やその家族、医療従事者等の関係者間で十分に共有されていない現状にある等の指摘があった。

このような指摘も踏まえ、本ワーキンググループにおける、循環器疾患の緩和ケアについての議論を整理したので、患者やその家族、医療従事者、行政機関、関連団体等の循環器疾患の緩和ケアに関連するすべての関係者に向けて、ここに提示する。

第2　循環器疾患における緩和ケアについて

1　緩和ケアの対象となる循環器疾患について
（現状と課題）
○ 2002（平成14）年の世界保健機構（WHO）における緩和ケアの定義によると、緩和ケアの対象は、「生命を脅かす疾患による問題に直面している患者とその

家族」とされており、緩和ケアの対象疾患はがんに限定されるものではない。

○ 2014（平成26）年の WHO からの報告では、成人において人生の最終段階に緩和ケアを必要とする者の疾患別割合の第1位は循環器疾患、第2位はがんとなっており、循環器疾患の患者も緩和ケアを必要としていることが報告されている。

○ 我が国において、心疾患は死因の第2位、脳血管疾患は第4位と循環器疾患は死因の上位を占めるものとなっている。また、心疾患の病類別に見た死亡者数の割合において、第1位を占める心不全による死亡者数は増加傾向にある[1]。

○ 2017（平成29）年10月に日本循環器学会と日本心不全学会が、心不全について、国民によりわかりやすく理解してもらうことを目的に発表した「『心不全の定義』について」では、「心不全とは、心臓が悪いために、息切れやむくみが起こり、だんだん悪くなり、生命を縮める病気です。」と定義されている。また、心不全は高血圧、心筋症、心筋梗塞、弁膜症、不整脈といった様々な心血管疾患を原因としていることや、増悪と寛解を繰り返しながら進行して行くことが示されている。

○ 我が国における心不全患者の約70％が75歳以上の高齢者であり[2]、また、このような75歳以上の高齢心不全患者の大半は、心疾患以外の併存症を有するといわれている。このため、心不全の主な治療目標は、**図1**（156ページ）に示されるような心不全の臨床経過を踏まえつつ、年齢、併存症の有無、心不全の重症度等により適切に設定される必要があり、状況によっては心不全に対する治療と連携した緩和ケアも必要とされている[3]。

（今後の取組に向けた考え方）
○ 循環器疾患の中でも、心不全は、すべての心疾患に共通した終末的な病態であり、今後の患者増加が予想されるものであることから緩和ケアの対象となる主な循環器疾患として心不全を想定し、今後の取組を考える必要がある。

2　循環器疾患患者の全人的な苦痛について

（現状と課題）
○ がん患者と同様に、心不全患者の多くは身体的若しくは精神心理的な苦痛又は社会生活上の不安を抱えている。また、これらの苦痛や不安は、患者やその家族の社会的・文化的・時代的背景や死生観も含めた価値観等の観点も関連した、多面的・複合的な苦痛として存在している。

図1 心不全の臨床経過のイメージ

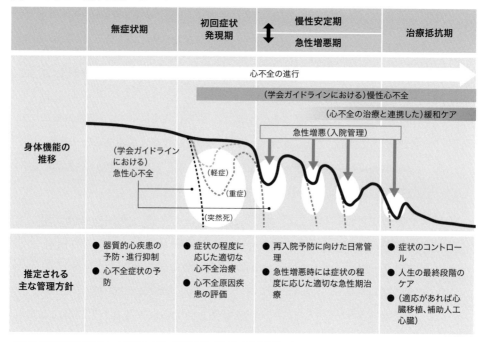

厚生労働省健康局「脳卒中、心臓病その他の循環器病に係る診療提供体制の在り方について」(2017(平成29)年7月)より引用

(今後の取組に向けた考え方)
○ 心不全患者における苦痛は、多面的・複合的であり、このような苦痛を緩和するためには、患者の苦痛を身体的・精神心理的・社会的側面等の多面的な観点を有する、全人的な苦痛として捉え、患者やその家族の社会的・文化的・時代的背景や死生観も含めた価値観等の観点も踏まえた、多職種による対応(全人的なケア)が必要である。また、全人的なケアを実現するには、多職種連携、地域連携、医療・介護・福祉連携等が重要である。

(1) 身体的苦痛について

(現状と課題)
○ 心不全患者における主要な身体的苦痛は、呼吸困難、全身倦怠感、疼痛等であるが、体液貯留や心拍出量の低下といった心不全に伴う変化そのものが身体的苦痛の原因ともなり得る。
○ そのため、心不全患者における身体的苦痛を緩和するケアには、がん患者に対する緩和ケアで使用される医療用麻薬や非麻薬性鎮痛薬等による薬物療

法に加え、心不全に対する治療で使用される利尿薬、血管拡張薬、強心薬等による薬物療法や非侵襲的陽圧換気療法等の非薬物療法が含まれる。

○ 心不全患者は高齢者が多く、家族も高齢者である場合も多いため、外来診療や訪問診療において提供する身体的苦痛を緩和するケアは、可能な限り管理が簡便である事が望ましいが、身体的苦痛を緩和するケアには、侵襲性の程度、必要とされる専門的な知識、管理に伴う家族の負担、制度上の問題等により、外来診療や訪問診療では実施が困難で、入院による実施が必要となる場合が少なくない。

（今後の取組に向けた考え方）

○ 心不全患者の身体的苦痛を緩和するためには、患者に応じた適切なケアの提供が必要であるが、心不全そのものが身体的苦痛の原因ともなり得るため、心不全に対する治療を継続しつつ、緩和ケアを提供する必要がある。

○ 患者に応じた適切な身体的苦痛を緩和するためのケアの提供に当たっては、心不全の重症度、併存症の状態、患者の価値観、提供するケアに必要とされる医療資源、利用可能な制度等を踏まえる必要がある。

○ がん患者の身体的苦痛に対する緩和ケアにおいて使用される薬物療法を、心不全患者に対して使用する際には、適切な投与量の違い、心不全患者には有効でない薬物療法も存在する等の相違点に留意するとともに、このような相違点に対する科学的な知見を集積する必要がある（医療用麻薬の投与量、非ステロイド性消炎鎮痛薬やステロイドに伴う副作用の心不全への悪影響等）。

（2）精神心理的苦痛について

（現状と課題）

○ 心不全患者においても、がん患者と同様に、精神心理的苦痛を抱えることが多く、うつやせん妄、認知症に加えて、睡眠障害やコミュニケーションの問題、植込み型除細動器（Implantable Cardioverter Defibrillator：ICD）や補助人工心臓（Ventricular Assist Device：VAD）等に関連した不安など、精神心理的な課題は多岐にわたり、死亡率や予後に影響するといった報告もある。特に、認知症やせん妄等の認知機能障害を持つ患者については、その評価や対応が難しく、身体的苦痛等の軽減も困難な場合が多い。

○ 精神心理的な苦痛は、患者による心不全の自己管理[4]を困難とし、心不全の増悪等ももたらすため、身体管理と連携した精神心理的なケアを提供することが必要である。しかし、このような統合的なケアを提供する体制や医療従

事者等を教育・支援する体制は不足している。

（今後の取組に向けた考え方）

○ 精神心理的苦痛への対応については、十分な説明や共感的な態度で接するといった、支持的なコミュニケーションを基本としながら良好な医師・患者関係を構築するなど、疾患の初期の段階から取り組むべきである。また、日常診療の中で、精神心理的苦痛の評価や対応が可能となるよう、知識や技術を確立し、学会等を通じて、教育や普及啓発を行う必要がある。

○ 身体管理と連携した精神心理的なケアを外来及び入院にて提供するために、緩和ケアチーム、心不全多職種チーム[5]、循環器疾患・緩和ケア・老人看護等にかかわる認定・専門看護師等が、精神心理面に関する知識を得た上で、連携して取り組むことが重要である。また、精神科医や精神・心理にかかわる認定・専門看護師、心理職、精神科リエゾンチーム[6]が心不全にかかわる医療従事者等を教育・支援する体制も同時に構築する必要がある。

（3）社会的苦痛について

（現状と課題）

○ 心不全患者においては、家族や介護、経済的な問題等の社会生活上の不安を有することもあり、個々の状況に応じて、そうした不安に伴う社会的苦痛を緩和する支援が必要であるが、社会生活上の不安等について専門職等へ相談できる場所が少ない。また、患者やその家族が高齢であることも多く、情報を得る手段が少ない。

○ また、心不全患者は高齢者に多く、療養期間が長期にわたることが多い。そのため、患者やその家族の状況に応じた療養環境の選定が、社会的苦痛の緩和にもつながり得ると考えられるが、このような療養場所の選定における課題も存在する。

○ 心不全患者が自宅等において療養を継続する上で、訪問看護の活用は、重要であると考えられるが、介護認定を受けていても介護度が比較的軽度の場合には訪問看護の導入がしにくいことや、心不全患者の日常生活における疾病管理の重要性が医療介護従事者に理解されていない等の課題もあり、訪問看護が有効に活用されていない場合もある。

○ 心不全患者は、在宅療養が難しくなる者が一定数存在するが、医療依存度に対応できる介護保険施設が限られるなど、中長期的な療養先の選定が困難な場合がある。

○ 心不全患者は療養期間が長くなることも多く、療養する場所や施設が代わることがある。また、心不全患者は高齢者が多く、認知症等のため意思決定が困難となることもある。そのため、患者やその家族の療養に対する考え方が共有されず、患者やその家族の意向を尊重した医療やケアの提供が難しくなることがある。

（今後の取組に向けた考え方）

○ 心不全患者は高齢者が多く、社会生活上の不安について相談するために遠くまで行くのは難しいと考えられることから、患者やその家族がアクセスしやすい相談の場を提供することが必要である。このため、がん相談支援センター等のような医療機関等の相談窓口だけでなく、地域包括支援センターや訪問看護等の在宅医療で支援にかかわる専門職を活用して、身近な場所で相談できる体制を確保することも重要である。また、同じような立場の人から話を聞くことは、情報を得るだけではなく、不安の軽減にもつながるため、そうした患者やその家族等の当事者同士のコミュニケーションの場として、がん診療連携拠点病院における患者サロンの取組は参考になる。

○ 心不全患者が、療養生活を長期に継続するためには、患者やその家族が、医療や介護をはじめとした様々な資源につながることができるよう、地域全体で支えることが求められる。そのため、地域での支援体制の整備や、医療・介護・福祉で支える地域のネットワークづくりが必要である。その際、既存の制度の有効活用を図るとともに、制度の隙間に落ちてしまうことがないように、連携した取組を進めていくべきである。

○ 認知症等で意思決定ができなくなった場合や、療養する場所や施設が変わった場合においても、患者やその家族の意向を尊重した医療やケアを提供するためには、病気に関する情報の共有だけではなく、患者やその家族の療養に関する考え方といった情報も共有することが必要である。

3 循環器疾患の臨床経過を踏まえた緩和ケアについて

（1）心不全患者における緩和ケアのニーズの認識と概念の共有について

（現状と課題）

○ 緩和ケアのニーズの認識と正確な概念及び心不全の正確な理解は、患者やその家族、医療従事者等の関係者間で十分に共有されていない。

（今後の取組に向けた考え方）

○ 緩和ケアのニーズの認識と正確な概念の共有に当たっては、がん以外も緩和

ケアの対象疾患となりうること、疾患の初期の段階から疾患の治療と並行して提供されるものであり、疾患の治療法が無くなった段階で切り替わって提供されるものではないこと、全人的な苦痛が緩和ケアの対象であること、専門的な緩和ケア[7]を提供する医療従事者のみが関与するものではないこと、といった点が重要である。

○ 心不全の正確な理解に当たっては、増悪と寛解を繰り返しながら徐々に悪化していく心不全の臨床経過の特徴、心不全において必要とされる緩和ケアの内容やその提供方法、といった観点からの理解が重要である。

○ 医療従事者等が、緩和ケア及び心不全を正確に理解し共通の認識を持つためには、緩和ケアにおける医療用麻薬の適正使用や心不全の臨床経過と適切な管理体制等、緩和ケアや循環器疾患に関する研修や教育の機会の場の提供や、専門的な相談が可能な連携体制の構築が必要である。

○ 心不全患者やその家族が、緩和ケア及び心不全を正確に理解するためには、医療従事者等からの正確な情報提供に加えて、がん診療連携拠点病院における患者サロンの取組のような、同じような立場の人との情報共有やコミュニケーションの場についての検討も必要である。また、このような情報提供及び情報共有の機会は、退院後も含めて継続的に、患者やその家族に対して提供される必要がある。

（2）心不全患者の臨床経過に伴う課題について

（現状と課題）

○ 心不全は、増悪と寛解を繰り返しながら徐々に悪化していくことが特徴であり、苦痛が長期に及ぶことが多い。

○ 増悪時は急激に悪化することも多く、症状改善のために侵襲性の高い治療を含む専門的な治療が必要とされる。そのような背景から、心不全ではその終末期でも同様に侵襲性の高い治療が選択されることもある。

○ 重症度が進行した心不全患者や高齢心不全患者は、腎機能障害や肺疾患、認知症等の複数の併存症を有していることが多く、また、これらの併存症が誘因となって、心不全の悪化を来すことも多い。しかしながら、高齢心不全患者等に対して侵襲性の高い治療をどこまで提供するべきかについては、明確な基準はない。また、認知症等のため、患者の意向を反映することが難しい場合もある。

○ 心不全症状の寛解後は、再増悪や重症化を予防するための日常生活における

管理が重要であるが、症状が寛解しているため、患者は日常生活における管理が不要と誤解してしまうこともある。

（今後の取組に向けた考え方）

○ 心不全の疾患特性を踏まえると、心不全の管理全体の流れの中で、緩和ケアがどうあるべきかを検討する必要がある。

○ 併存症を有する心不全患者に対する緩和ケアを検討するに当たっては、心不全の管理、緩和ケア、併存症を含めた全身管理をバランスよく行っていくことを検討する必要がある。

○ 高齢心不全患者等については個別性が高いことから、患者の意向を反映した対応を行うためには、医療従事者、患者とその家族が、疾患の特性や状態、患者の意向や価値観等を十分に共有し理解することが重要である。また、高齢心不全患者等に対する、状態に応じた適切な治療の範囲について、専門家の意見をまとめた提言等の作成も検討する必要がある。

○ 心不全の再増悪や重症化の予防に当たっては、患者やその家族、医療従事者等の関係者が心不全を正確に理解し共通の認識を持った上で、家族や医療従事者等が患者の自己管理をサポートすることが必要であり、また、このようなサポートが患者の苦痛の除去にもつながりうる。

（3）多職種連携及び地域連携による心不全患者管理の一環としての緩和ケアについて

（現状と課題）

○ 緩和ケアの提供においては、専門的な医療から総合的な医療まで含めた、患者にかかわる様々な多職種が連携しながら、医療従事者同士が互いに相談できるチーム体制が必要であるが、循環器疾患の専門的知識を有する看護師、薬剤師、栄養士等の人材については、十分整備されているとはいえない。

○ 心不全は増悪と寛解を繰り返すため、緩和ケアを提供する医療機関においては、循環器疾患の急性期診療を提供している地域の病院との連携が求められる。

○ 心不全患者は高齢化が進んでおり、様々な併存症を有することから、専門性の高い看護師等の医療従事者の訪問診療への同行や、複数の医療機関が行う訪問診療の活用など、各疾病に対する専門的な医療を提供している医療機関との連携等を通じた、多職種が連携した対応が求められる。

（今後の取組に向けた考え方）

○ 多職種連携においては、包括的かつ継続的な管理・指導のため、地域のかかりつけ医、看護師等が中心的な役割を担う必要がある。また、多職種連携にかかわる医療従事者の人材育成について、学会等の関連団体が連携して取り組む必要がある。

○ 循環器疾患では、中小病院や診療所等の地域の医療機関が主体となって診療を行っていることから、緩和ケアの提供においても地域が中心的な役割を担う可能性がある。また、地域の基幹病院においては、寛解後の心不全患者に対して緩和ケアが適切に提供されるよう、地域の実情を踏まえた上で、かかりつけ医等と連携することが重要である。

○ 高齢者が多く、様々な併存症を有することも多い心不全患者の特徴を踏まえると、外来診療や訪問診療を核とした、地域におけるケアの提供が重要である。そのため、ケアに関連する職種への心不全や緩和ケアに関する教育、在宅医療における特定行為研修修了者の活用、各疾病に対する専門的な判断が必要な際に相談できるコンサルト体制の構築、地域特性に応じた地域包括ケアシステムの構築など、地域におけるケアを充実させるための施策について、制度設計を担う厚生労働省や医療行政を担う都道府県、介護行政を担う市町村といった、各段階での行政機関と関連団体等が連携して検討していく必要がある。

4 心不全患者の臨床経過及び提供されるケアのイメージについて

○ 心不全の治療と並行した緩和ケア、専門的な緩和ケアを提供する医療従事者以外も関与した緩和ケア、疾患の状態や患者の価値観等の共有、多職種連携及び地域連携の観点を踏まえた、心不全患者の臨床経過及び提供されるケアのイメージを**図2**に示す。

○ 図2に示されるように、心不全患者には個々の患者の全体像を踏まえた上で、支持的なコミュニケーションによる意思決定支援を通じた[8]、適切なケアが提供される必要がある。そのため、心不全患者に対する緩和ケアは、地域において多職種が連携して行う心不全患者の管理全体の流れの中で、提供される必要がある。

図2 心不全患者の臨床経過及び提供されるケアのイメージ

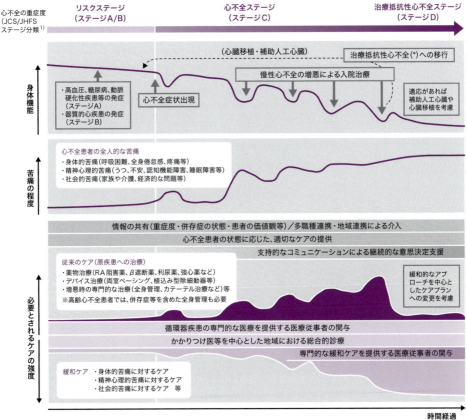

*治療抵抗性心不全：ガイドラインに沿った治療を最大限行っても、慢性的に著名な心不全症状を訴える状態
1)：日本循環器学会／日本心不全学会合同ガイドライン　急性・慢性心不全診療ガイドライン(2017年改訂版)

第3　循環器疾患における緩和ケアのチーム体制について

1　基本的な方向性について

(現状と課題)

○ 緩和ケアは、全人的なケアが必要な領域であり、多職種による連携を促進する必要がある。そのため、互いの役割や専門性を理解した上で、協働することが可能な体制を整備する必要がある[9]。

○ がんにおける緩和ケアチームでは、患者の全人的な苦痛を包括的に評価し、身体症状や精神症状の緩和に関する専門家と協力する体制が必要とされている[10]。

○ 循環器疾患の再発予防・再入院予防に向けた疾病管理は、生活一般・食事・

図3　緩和ケアチームを有する施設と循環器研修施設

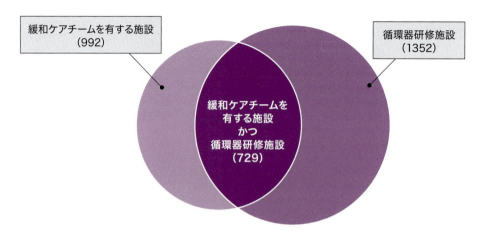

	病院（≧300床）	病院（＜300床）
緩和ケアチームを有する施設数	714施設	278施設
緩和ケアチームを有する施設の内、循環器内科または心臓・血管外科を標ぼうしている施設数	682/714（95.5％）	208/278（74.8％）
緩和ケアチームを有する施設の内、循環器研修施設数	626/714（87.7％）	103/278（37.1％）

循環器研修施設：日本循環器学会循環器専門医研修施設及び循環器専門医研修関連施設（平成29年10月時点）
平成26年医療施設調査の調査票情報、平成26年患者調査、日本循環器学会ホームページをもとにがん疾病対策課作成

服薬指導等の患者教育、運動療法、危険因子の管理など、多岐にわたっている。そのため循環器疾患の疾病管理においては、医師、看護師、薬剤師、理学療法士、栄養士、医療ソーシャルワーカー、保健師等の多職種の連携が必要である[11]。

○ **図3**の上段に示されるように、緩和ケアチームを有する施設992施設中、循環器研修施設である施設は729施設（73.5％）である。また、図3の下段に示されるように、緩和ケアチームは、大病院に多く設置され、中小病院において少ない傾向がある。

（今後の取組に向けた考え方）

○ 心不全患者への緩和ケアの提供においては、まずは、既存の緩和ケアチームと心不全多職種チームが連携し、心不全多職種緩和ケアチームとして協働することが考えられる。

○ 医師・看護師・薬剤師等を中心とした心不全多職種緩和ケアチームとして緩和ケアを行い、多職種カンファレンス等を持って問題点を討議し解決を図ることが必要である。

○ 既存の緩和ケアチームと心不全多職種チームの連携体制については、同一医療機関内に緩和ケアチームと心不全多職種チームがある場合とない場合に大別される。また、心不全多職種チームの体制等の医療資源の実情は地域により異なり、疾患の状態や希望する療養場所等は患者により異なると想定されることから、心不全多職種緩和ケアチームについては、地域の実情や患者の意向等に応じて、柔軟に設定される必要がある。

○ 日常管理を行っているかかりつけ医等の医療機関においても、患者の苦痛を適切に軽減できるよう、心不全多職種緩和ケアチームがかかりつけ医等の医療機関をサポートできる体制の整備も必要である。

2 循環器疾患における緩和ケアのチーム体制のイメージについて

(1) 同一医療機関内に緩和ケアチームと心不全多職種チームがあるケース

○ **図4**（166ページ）の左側に示されるように、既存の緩和ケアチームと、心不全多職種チームの院内連携に加えて、地域の医療機関（かかりつけ医等）が連携することで、心不全患者とその家族に対して緩和ケアを提供することが想定される。

(2) 同一医療機関内に緩和ケアチームと心不全多職種チームがないケース

○ 図4の右側に示されるように、地域の既存の緩和ケアチームと心不全多職種チームが病院間の連携という形で連携し、それに地域の医療機関がさらに連携し、心不全患者とその家族に対し、緩和ケアを提供することが想定される。

(3) 地域における具体的取組例

○ 地域における具体的取組について、**図5〜図8**（167-169ページ）に例を示す。地域において、心不全患者に対する適切な緩和ケアを提供するためには、図

図4 既存の緩和ケアチームと心不全多職種チームの連携イメージ

心不全患者に対して、適切な緩和ケアを提供するためには、緩和ケアチーム、心不全多職種チーム、かかりつけ医等の地域の医療機関が有機的に連携することが求められる。そのような連携を踏まえ、情報の共有に基づいて管理方針を決定し、患者やその家族の状況に応じた多職種介入が求められる。

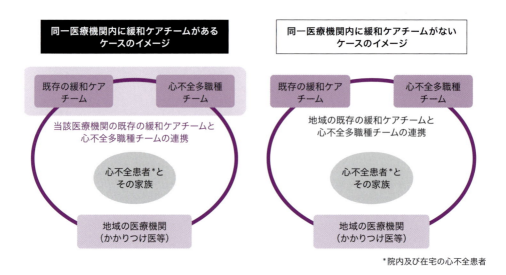

*院内及び在宅の心不全患者

5〜図8に示されるような取組例に限らず、入院医療や在宅医療等の様々な観点からの具体的取組例を共有し、地域の実情や患者の意向等に応じた緩和ケアのチーム体制を構築していく必要がある。

第4　緩和ケアにおける循環器疾患とがんとの共通点・相違点について

○ 循環器疾患とがんは、ともに生命を脅かす疾患であり、病気の進行とともに全人的な苦痛が増悪することを踏まえて、疾患の初期段階から継続して緩和ケアを必要とする疾患である。緩和ケアに携わるすべての医療従事者等が、全人的なケアを行うためには、地域において、医療・介護・福祉にかかわる多職種が連携して支援を行う必要がある。また、支援を行うに当たっては、**表1**（169ページ）に示す循環器疾患（心不全）とがんとの主な共通点・相違点を理解した上で実施されることが必要である。

○ また、**図9**（170ページ）に示すように、心不全は、がんとは異なる疾病経過をたどる、臓器不全の代表的な疾患である。実際の患者における経過は、疾患やその重症度等により様々であると想定されるが、図9に示されるような疾病

図5　国立循環器病研究センターにおける取組

　　主治医からの要請により、身体症状の緩和、精神・心理・社会的サポートを多職種協働で行っている。週1〜2回の回診、随時コンサルト、主治医チームとの合同カンファレンス、緩和ケア勉強会の開催等を行っており、年間約70例のコンサルトに対応している。

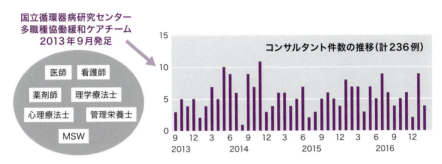

活動内容	回数
チーム・カンファレンス	50回/年
院内講習会	6回/年
院外講習会（地域医師会との連携）	2回/年
学会発表（6学会）	9演題/年
医学雑誌掲載	10編/年

北海道大学大学院医学研究科　循環器病態内科学教室教授　安斉俊久先生提供資料

図6　兵庫県立姫路循環器病センターにおける取組

　　姫路循環器病センターにおける患者支援・緩和ケアチームは患者・家族への緩和ケア提供を多職種で支援することを目的に創設された。活動内容は、調整・支援であり、診療の主体である、主治医団、病棟看護師など、各職種を支援する体制を構築している。

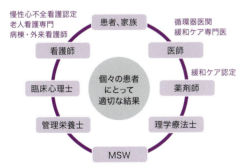

主な活動内容
・院内患者のコンサルテーション
・回診・症例検討
・家族ケアを含むプロトコル・マニュアルの整備
・在宅診療との連携（退院前カンファレンス等）
・教育活動・情報発信（院内・公開勉強会等）

患者支援・緩和ケアチームへのコンサルト内訳
（192例：2015.5〜2017.10）

年齢（歳）	76.8±13.9	依頼内容（重複あり）	
性別（男性）	129（67.2%）	身体症状	143（74.5%）
基礎疾患		意思決定支援	80（41.7%）
心不全	126（65.6%）	精神症状（精神科リエゾン回診による対応）	10（5.2%）
悪性腫瘍	30（15.6%）		
その他	36（18.8%）	倫理的問題	3（1.6%）

患者支援・緩和ケアチーム立ち上げ前後の比較
（心不全院内死亡　106例）

	立ち上げ前（2013.5〜2015.4）	立ち上げ後（2015.5〜2017.4）	p値
心不全死亡患者数	54	52	
年齢（歳）	79.4±11.4	79.3±14.1	0.54
性別（男性）	24（44.4%）	31（59.6%）	0.12
患者支援・緩和ケアチームの介入	0	38（73.1%）	N.A.
オピオイド使用	21（38.9%）	37（71.2%）	0.0008
集中治療室在院日数	7.1±1.1	3.6±1.2	0.017
集中治療室での死亡	13（24.1%）	4（7.7%）	0.024

兵庫県立姫路循環器病センター循環器内科　大石醒悟先生提供資料

図7　久留米大学における取組

心不全支援チームは、多職種連携による心不全患者管理と心不全緩和ケアをシームレスに提供するために創設されたチームである。その対象は高齢心不全患者から移植・補助人工心臓検討患者にまで渡る。久留米大学病院緩和ケアチームや植込み型補助人工心臓チームとの協働体制を構築している。

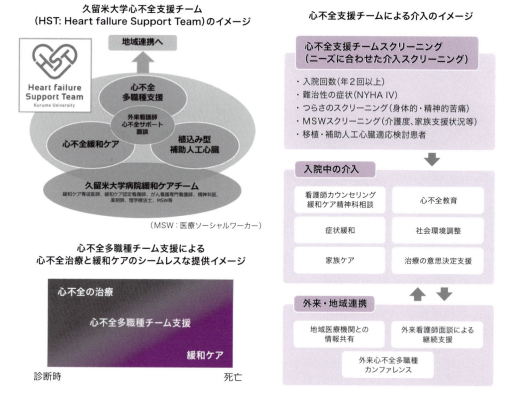

久留米大学医学部内科学講座　心臓・血管内科部門　柴田龍宏先生提供資料

経過等の疾患特性を踏まえた、緩和ケアにおける循環器疾患（心不全）とがんとの主な共通点・相違点は、慢性的な呼吸不全を呈する呼吸器疾患（慢性閉塞性肺疾患（Chronic Obstructive Pulmonary Disease：COPD）等）、心不全以外の循環器疾患（脳卒中等）等の非がん疾患患者に対して、疾患特性に応じた緩和ケアを提供する上でも、参考にできると考えられる。

第5　おわりに

第1回から第3回までの循環器疾患の患者に対する緩和ケア提供体制のあり方に関するワーキンググループにおいて、心不全を中心とした循環器疾患の患者

図8　地域基幹病院としての飯塚病院（福岡県飯塚市）における取組

飯塚病院のハートサポートチームは、循環器内科医師、緩和ケア科医師、総合診療科医師で構成され、看護師、薬剤師、理学療法士、栄養士、医療ソーシャルワーカー等と個別に相談し連携する体制を構築している。地域の病院にハートサポートチームの医師（循環器内科、緩和ケア科、総合診療科）を派遣し、飯塚病院退院後も継続した心不全緩和ケアを提供する体制を構築している。

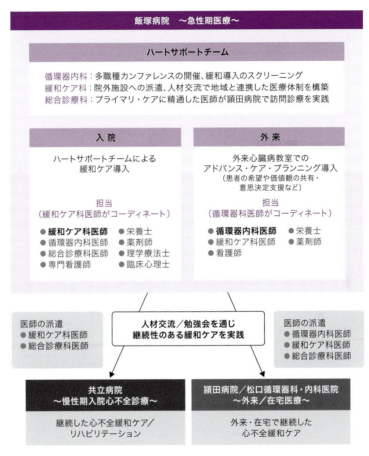

飯塚病院　緩和ケア科部長　柏木秀行先生、　総合診療科　大森崇史先生提供資料

表1　循環器疾患（心不全）とがんとの共通点・相違点について

	疾患特性	緩和ケア
共通点	● 生命を脅かす疾患 ● 病状の進行とともに、全人的な苦痛が増悪 ● 国民における疾患の理解が不十分	● 疾患の初期段階から疾患そのものの治療と並行して提供 ● 緩和ケアに対する医療従事者及び患者やその家族の誤解や抵抗感 ● 支持的なコミュニケーションによる意思決定支援が必要 ● 患者やその家族の価値観なども踏まえた、全人的なケア ● 多職種介入、地域連携、医療・介護・福祉連携等が必要
相違点	● 疾病経過や予後予測の困難さ ● 患者の年齢層や主に受療する医療機関 ● 食事や運動等の生活習慣や自己管理が疾病に与える影響	● 終末期における疾患の治療による苦痛緩和への影響 ● 緩和ケアにおいて適応となる薬物療法・非薬物療法の使用方法等

図9　がんと臓器不全の疾病経過のイメージ

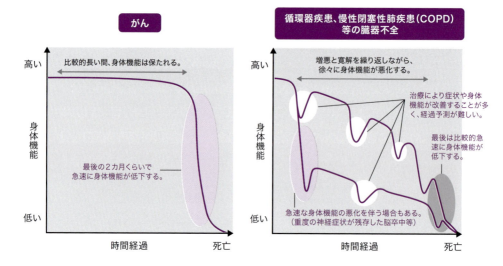

　の緩和ケアの提供体制の基本的方向性について議論を行った。

　循環器疾患を含む、生命を脅かす疾患による問題に直面している患者がたどる経過は様々であり、個々の患者に適切な緩和ケアを提供するためには、疾患によらず共通する基本的な緩和ケアの概念を、患者やその家族、医療従事者、行政機関、関連団体等のすべての関係者間で共有する事が、重要である。

　本報告書の成果が、循環器疾患の患者を含む非がん疾患の患者に対する緩和ケアに関する研修や教育の場の提供や、緩和ケアの質の向上に資する研究開発の推進等を通じて、循環器疾患の患者を含む非がん疾患の患者が、地域において疾病による苦痛を緩和するために必要な支援を継続的に受けることができる環境整備に活用されるとともに、患者自らが望む生き方を実現する一助になることを期待したい。

「循環器疾患の患者に対する緩和ケア提供体制のあり方に関するワーキンググループ」構成員名簿

安斉 俊久　北海道大学大学院医学研究院 循環病態内科学 教授

池永 昌之　淀川キリスト教病院 緩和医療内科 主任部長

井上 美枝子　日本心臓ペースメーカー友の会 副会長 / 神奈川支部長

川本 利恵子　公益社団法人日本看護協会 常任理事

● 木原 康樹　広島大学大学院医歯薬保健学研究科 循環器内科学 教授

羽鳥 裕　公益社団法人日本医師会 常任理事

平原 佐斗司　東京ふれあい医療生活協同組合 副理事長 / 梶原診療所
在宅総合ケアセンター長 / オレンジほっとクリニック 所長

山田 佐登美　川崎医科大学総合医療センター 看護部長付参与
川崎医療福祉大学保健看護学科 特任教授

●：座長（五十音順・敬称略）

注釈

1) 厚生労働省「人口動態統計（確定数）」（2016（平成28）年）

2) 厚生労働省「患者調査」（2014（平成26）年）

3) 厚生労働省健康局「脳卒中、心臓病その他の循環器病に係る診療提供体制の在り方について」（2017（平成29）年7月）

4) 本報告書においては、毎日の体重測定、塩分制限の遵守、規則的な服薬等を含む、心不全患者の予後改善につながる患者自身が行う疾病管理をいう。

5) 心不全の再入院予防を含む予後改善に向けた、生活一般・食事・服薬指導等の患者教育、運動療法、危険因子の管理等の疾病管理を行う、医師、看護師、薬剤師、理学療法士、栄養士、医療ソーシャルワーカー、保健師等の多職種からなるチームをいう。（厚生労働省健康局「脳卒中、心臓病その他の循環器病に係る診療提供体制の在り方について」（2017（平成29）年7月））

6) 一般病棟に入院する患者の精神状態を把握し、精神科専門医療が必要な者を早期に発見し、可能な限り早期に精神科専門医療を提供することにより、症状の緩和や早期退院を推進することを目的として、精神科医、専門性の高い看護師、薬剤師、作業療法士、精神保健福祉士、公認心理師等多職種からなるチームをいう。（「診療報酬の算定方法の一部改正に伴う実施上の留意事項について」（平成30年3月5日付け保医発0305第1号厚生労働省保険局医療課長通知）別添1）

7) 「専門的な緩和ケア」とは、「基本的な緩和ケア」（※）の技術や知識に加え、多職種でチーム医療を行う適切なリーダーシップを持ち、緩和困難な症状への対処や多職種の医療者に対する教育などを実践し、地域の病院やその他の医療機関等のコンサルテーションにも対応できることである。
※「基本的な緩和ケア」とは、患者の声を聴き共感する姿勢、信頼関係の構築のためのコミュニケーション技術（対話法）、多職種間の連携の認識と実践のもと、がん性疼痛をはじめとする諸症状の基本的な対処によって患者の苦痛の緩和をはかることである。（がん対策推進協議会緩和ケア専門委員会「緩和ケア専門委員会報告書」（2011（平成23）年8月23日））

8) 「人生の最終段階における医療の普及・啓発の在り方に関する検討会」（厚生労働省医政局）において、人生の最終段階における医療・ケアに関する意思決定及びその支援の取組の重要性をより深く理解できるように、国民に対する普及・啓発の在り方等について検討され、2018（平成30）年3月に報告書が公開されている。

9) 第3期がん対策推進基本計画（2018（平成30）年3月）

10) 「がん診療連携拠点病院等の整備について」（平成26年1月10日付け健発0110第7号厚生労働省健康局長通知）

11) 厚生労働省健康局「脳卒中、心臓病その他の循環器病に係る診療提供体制の在り方について」（2017（平成29）年7月）

索引

和文索引

あ

ACPのタイミング ……………………… 42
アドバンス・ケア・プランニング（Advance Care Planning：ACP）……………… 37

い

飯塚心不全ケアモデル …………………… 76
飯塚病院 ………………………………… 169
飯塚病院の緩和ケアフェローシップコース
…………………………………………… 21

う

うつ ……………………………………… 56
うつの段階的治療モデル ………………… 62
うつ病の治療 …………………………… 60

え

延命治療に関する希望 ………………… 116

お

驚きの質問（Surprise Question）……… 108
オピオイド使用のプロトコル ………… 110

か

外来看護師 ……………………………… 93
外来看護師心不全サポート面談 ……… 95
隠れた心不全 …………………………… 133
がん緩和ケアチーム …………………… 65
がん緩和ケアチームが心掛けている
6つの視点 …………………………… 66
がん緩和ケアチームが心不全緩和ケアチーム
と協働するためのチェック項目 …… 71
患者支援・緩和ケアチーム …………… 113
患者のニーズは何か …………………… 97
漢方 ……………………………………… 87
緩和ケア医 ……………………………… 17
緩和ケアが必要と感じるとき ………… 28
緩和ケア診療加算に関する施設基準 …… 78

緩和ケアチームと心不全多職種チームの連携
イメージ …………………………… 166
緩和ケアチームの介入時期 …………… 67
緩和ケアの介入時期 …………………… 19
緩和ケアの推奨 ……………………… 125
緩和ケアの提示時期 …………………… 25
緩和チームの専従要件 ………………… 75

き

「基本的」心不全緩和ケア …………… 98
基本的緩和ケアトレーニングプログラム … 100
九州心不全緩和ケア深論プロジェクト …… 13
急性・慢性心不全ガイドライン（日本循環器学
会，日本心不全学会）………… 30, 72, 120
急性心不全患者の緊急入院例の推移 … 132
急性増悪による再入院 ……………… 130

く

久留米大学心不全支援チーム（Heart failure
Support Team：HST）………… 70, 168
久留米大学病院での協働 ……………… 69

け

経カテーテル大動脈弁置換術（TAVI）…… 10
倦怠感 …………………………………… 90

こ

抗うつ薬使用の是非 …………………… 63
広範前壁梗塞後の慢性心不全 ………… 52
高齢心不全患者の治療に関するステートメント
（日本心不全学会）…………… 45, 118
国立循環器病研究センター …………… 167
心のケア ………………………………… 61

さ

在宅医 …………………………………… 81

し

事前打ち合わせ ………………………… 81
事前指示（Advance Directive：AD）…… 40
市中病院での意思決定支援 …………… 47

173

死に至るまでの経緯 ……………………82

終末期医療 ………………………139

循環器疾患（心不全）とがんとの共通点・
　相違点 …………………………169

循環器疾患におけるうつのスクリーニング方法
　…………………………………58

循環器疾患における終末期医療に関する提言
　…………………………………18

循環器疾患の患者に対する緩和ケア提供体制
　のあり方に関するワーキンググループの構成
　員名簿 …………………………171

循環器疾患の患者に対する緩和ケア提供体制
　のあり方について ……………153

症候性心不全に至ってからの治療アルゴリズ
　ム ………………………………122

症状コントロールの選択肢 ……111

心不全医療チーム ………………144

心不全看護認定看護師 …………146

心不全患者の臨床経過及び提供されるケアの
　イメージ ………………………163

心不全患者の臨床経過に伴う課題 160

心不全緩和ケアチーム ……………11

心不全緩和ケア導入の障壁 ………29

心不全緩和ケアの介入時期 ……108

心不全緩和ケアの関心度 …………28

心不全緩和ケアの必要度 ………115

心不全緩和ケアを困難と感じる理由 …49

心不全支援チーム …………………36

心不全診断のフローチャート …141

心不全センター …………………151

心不全専門の「診 - 診」連携 …142

心不全チーム医療 ………………149

心不全と薬物療法 …………………74

心不全の緩和ケアのイメージ ……47

心不全の症状緩和 …………………51

心不全のステージ分類と治療目標 ………140

心不全の予後告知 ………………103

心不全の予後予測 ………………101

心不全の臨床経過と介入ポイント ………135

心不全ハイリスク ………………137

心不全発症予防 …………………123

心不全パンデミック ……………129

す

推定意思 ……………………………13

水毒 …………………………………88

スペシャルリポート ……………105

せ

精神科医との連携 …………………64

全人的な苦痛 ……………………155

先制医療 …………………………137

そ

疎遠な家族へのアプローチ ………85

た

退院前カンファレンス …………48, 83

大動脈弁狭窄症 ……………………10

多剤 …………………………………89

多職種チーム ………………………94

ち

地域心臓いきいきセンター ……152

て

DNAR 指示のあり方についての勧告（日本集中
　治療医学会）……………………40

な

長引く下痢 …………………………91

に

日本心不全学会 …………………118

認知症 ………………………………12

認知症合併 ………………………136

認知症患者の意思決定 ……………26

認知症高齢者 ………………………16

は

ハートサポートチームの役割 ……………… 77
VAD医療と緩和ケアの関わり …………… 34
VAD装着前にすべきこと …………………… 35
VADとともに迎える死 ……………………… 33

ひ

非癌疾患の緩和ケア教育 …………………… 20
兵庫県立尼崎総合医療センター ………… 144
兵庫県立姫路循環器病センター …… 106, 167

ほ

訪問看護師との連携 ……………………… 146
訪問診療依頼フォーマット（飯塚病院緩和ケ
　ア科） …………………………………………… 44
補助人工心臓（VAD） ……………… 31, 67
補助人工心臓の利益と合併症 …………… 32

ま

末期心不全緩和ケアの算定要件 ………… 73

よ

余命評価が困難 …………………………… 117

り

リエゾン回診 …………………………………… 59
臨床講座 …………………………………………… 9
臨床倫理 …………………………………………… 53

わ

若手心不全医 …………………………………… 24

英文索引

A

ACP（Advance Care Planning） …………… 37
AD（Advance Directive） ……………………… 40

B

bad news ……………………………………………… 55

D

DNAR（Do Not Attempt Resuscitation） 38
DNAR/DNI（Do Not Attempt
　Resuscitation/Do Not Intubate） ……… 37
DNR（Do Not Resuscitate） …………………… 16

H

HEPT（HEart failure Palliative care
　Training program for comprehensive
　care provider） ……………………………… 100
Hope the best, Prepare for the worst …… 43
HITH（Hospital in The Home） …………… 54
HST（Heart failure Support Team） ……… 70

L

Living Well at the End of Life …………… 45

P

PHQ-2（Patient Health Questionnaire） 57

R

Representational Approach …………………… 147

S

Surprise Question …………………………… 108

T

TAVI（Transcatheter Aortic Valve
　Implantation） ……………………………… 10

V

VAD（Ventricular Assist Device） …… 31, 67

実践・心不全緩和ケア

2018年8月27日　初版第1刷発行

監修者　柴田 龍宏、柏木 秀行
編　集　日経メディカル
発行者　倉沢 正樹
発　行　日経BP社
発　売　日経BPマーケティング
　　　　〒105-8308　東京都港区虎ノ門4-3-12

デザイン・制作　LaNTA
カバー　Toshiyuki Kono
印刷・製本　大日本印刷株式会社

©Nikkei Business Publications,Inc. 2018 Printed in Japan
ISBN 978-4-8222-9274-4

◎ 本書の無断複写・複製（コピーなど）は著作権法上の例外を除き、禁じ
　られています。購入者以外の第三者による電子データ化および電子書
　籍化は、私的使用を含め一切認められておりません。本書籍に関する
　お問い合わせ、ご連絡は下記にて承ります。

　http://nkbp.jp/booksQA